笑顔あふれる高齢者でいるために

一生、筋トレ

女子美術大学名誉教授
石田良恵 著

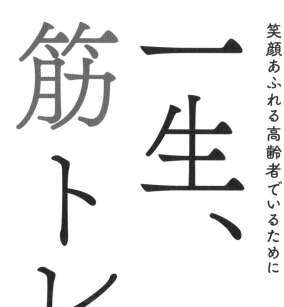

はじめに

私は80歳代ですが、現在はいたって健康です。以前、転んで第一腰椎圧迫骨折をしたものの、いまはやりたいことを元気にこなせています。65歳ではじめた登山や、日々のスロージョギングで季節の変化も楽しんでいます。こんな単純なことでニコニコしていられるのは、80歳をすぎたからこそのご褒美ではないかと感じるようになりました。

そして80歳以降は「恩返しの年齢」だとも感じています。いままで、私はひたすら我が道を全力で走り、多くの人から指導を受けてきました。さまざまな研究や経験をとおして、「筋肉は生きる力」であることを確信し、「中高齢者の筋トレ教室」、「安全登山のための体力作り」、雑誌での運動指導やそれにともなうDVD制作など、手帳にはほぼ空白がないほどさまざまな仕事を続けています。

これらの仕事は、私にとっては楽しく、生きがいにもなっています。おかげで、毎日を感謝の気持ちをもって、笑顔で過ごせています。

今回こうした日常のなかで、人の役に立ててもらえることはないかという気持ちから、自分の笑顔のもとである日々の過ごし方を紹介させていただきました。

背中を丸めてソロリソロリと歩く人、杖を突いて歩く人を見ると、もったいないと思ってしまいます。そんな方たちに、今回書いた内容のひとつでも取り入れてもらえれば１００歳まで明るく生きられる、という方法を書いたつもりです。

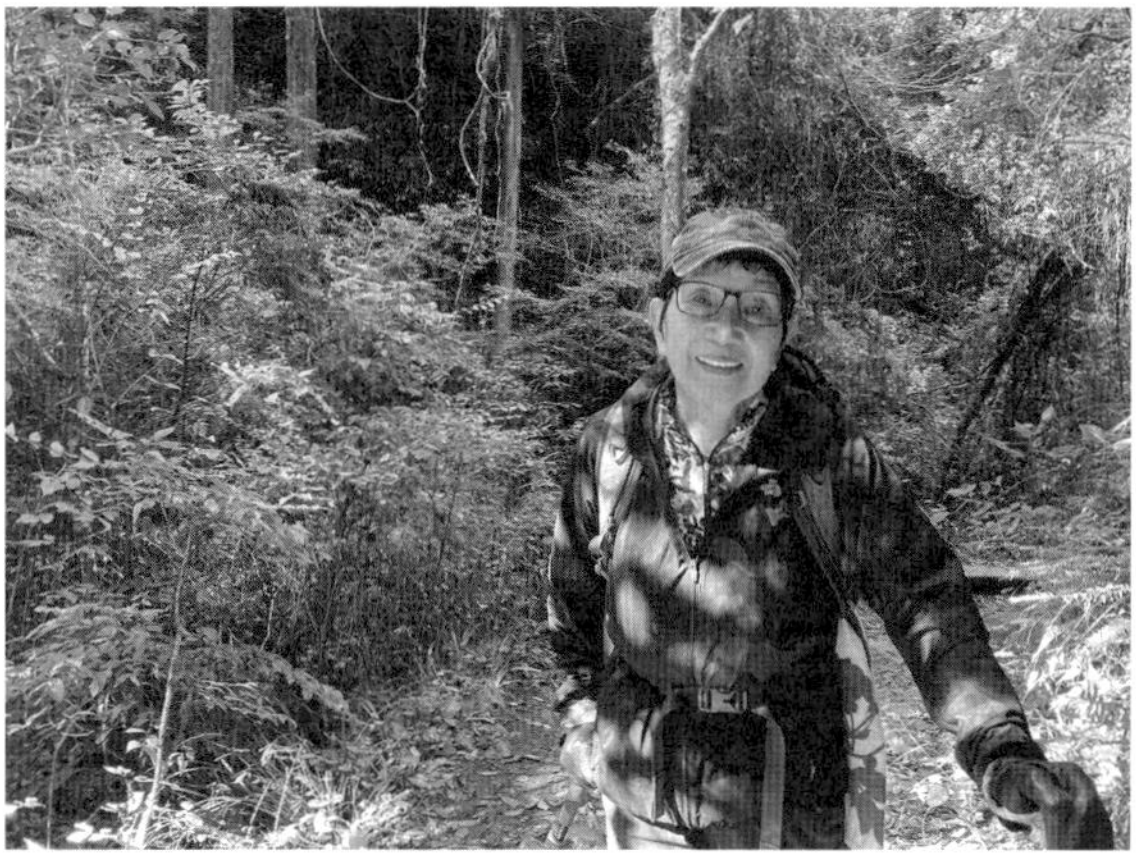

何回でも登りたくなる高尾山（東京）。登山は一生続けたい私の趣味です。

頭と筋肉を十分に使い、一生涯、自分のことは自分で決めたいものです。ベッドの上で迎える１００歳か、自分でトイレに行ける１００歳かを選ぶのは、いくつからでも決して遅くありません。

この本がひとりでも多くの方の役に立つことで恩返しを果たせればうれしいかぎりです。

本気で身体の手入れをはじめ、健康で笑顔あふれる１００歳を手に入れてください。

石田良恵

Contents

第2章 自分の力で生き抜く食べ方

第3章 健康長寿を叶える身体の動かし方

いまの体力に満足していますか？

同級会などで数十年ぶりに顔を合わせた同級生。「えっ、私よりずっと年下に見える……」「私のほうがずっと若く見える。うれしい！」など、胸中は悲喜こもごもといったところかもしれませんね。

いまのあなたの身体の状態は**「いままで自分が生きてきた収支決算」**といえます。単純な話で、決算書がマイナス収支の人は老けて見え、プラス収支の人は若く見えるのです。

たとえば、身体を動かすことが嫌いだったり、食べたいものだけを食べていたり……。しかし、そんな不摂生を続ければ、身体の決算書はマイナス収支となり、その結果、「膝が痛い」「胃もたれがする」など、いろいろなところに不調があらわれるようになります。

身体の状態が悪くなると心も沈み、引きこもりがちになります。すると運動不足になって身体の状態が悪化し、さらに心が落ち込んでいく……。そんな悪循環が続くことで、老いは加速度的に訪れることになります。

同級生より老けて見える人の典型的な身体的特徴や心の状態を下に紹介します。ひとつでも心当たりがあれば老化への黄色信号が灯っている可能性大です。

次のページでは、いまのあなたの健康状態を詳しくチェックできるテストを紹介します。

同級生より老けて見える人ってこんな人

- □若いときより歩幅が狭くなっている
- □背中が丸くなってきた
- □つまずきやすい
- □階段はできるだけ上りたくない
- □ペットボトルの蓋が開けにくい
- □素早い動きができなくなってきた
- □たくあんなどの硬い物が噛みにくい
- □むせることが多い
- □いまさら苦労して仕事や新しいことに取り組みたくない
- □ラクに動ける服装が一番と思う
- □恋するなどとんでもないと思う

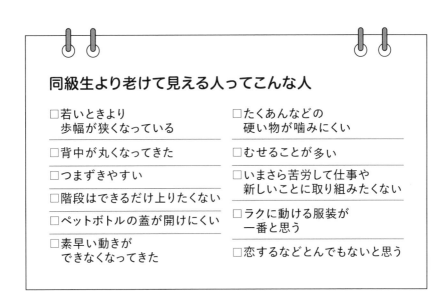

現在の心身の状態をチェックしましょう。
点数をつけ、左下の基本チェックリストの判定基準と照らし合わせてください。

No.	質問項目	回答
14	お茶や汁物等でむせることがありますか	はい1点／いいえ0点
15	口の渇きが気になりますか	はい1点／いいえ0点
16	週に1回以上は外出していますか	はい0点／いいえ1点
17	昨年と比べて外出の回数が減っていますか	はい1点／いいえ0点
18	周りの人から「いつも同じことを聞く」などの物忘れがあるといわれますか	はい1点／いいえ0点
19	自分で電話番号を調べて、電話をかけることをしていますか	はい0点／いいえ1点
20	今日が何月何日かわからない時がありますか	はい1点／いいえ0点
21	(ここ2週間)毎日の生活に充実感がない	はい1点／いいえ0点
22	(ここ2週間)これまで楽しんでやれていたことが楽しめなくなった	はい1点／いいえ0点
23	(ここ2週間)以前は楽にできていたことが今ではおっくうに感じられる	はい1点／いいえ0点
24	(ここ2週間)自分が役に立つ人間だと思えない	はい1点／いいえ0点
25	(ここ2週間)わけもなく疲れたような感じがする	はい1点／いいえ0点

(注) BMI=体重(kg) ÷ 身長(m) ÷ 身長(m)で計算
出典:厚生労働省「基本チェックリスト」を改変

上のチェックリストは、65歳以上の方の心身の機能を確認することを目的に、平成18年に厚生労働省により作成されたものです。本来は介護の現場で使用されるものですが、心身の状態を確認するうえで役立つので紹介します。

心にとめておいてほしいのは、生活の変化にともない心身の状況は変わるということです。とくに、6～15の項目は、本書で紹介している運動を行えば状態が改善する可能性があります。

一度のチェックで結果が悪かったとしてもがっかりせず、心身の変化を感じたら、そのたびにチェックすることをおすすめします。

生活状況や健康状態は大丈夫？ 基本チェックリスト

No.	質問項目	回答
1	バスや電車で1人で外出していますか	はい0点／いいえ1点
2	日用品の買い物をしていますか	はい0点／いいえ1点
3	預貯金の出し入れをしていますか	はい0点／いいえ1点
4	友人の家を訪ねていますか	はい0点／いいえ1点
5	家族や友人の相談にのっていますか	はい0点／いいえ1点
6	階段を手すりや壁をつたわらずに昇っていますか	はい0点／いいえ1点
7	椅子に座った状態から何もつかまらずにたちあがっていますか	はい0点／いいえ1点
8	15分くらい続けて歩いていますか	はい0点／いいえ1点
9	この1年間に転んだことがありますか	はい1点／いいえ0点
10	転倒に対する不安は大きいですか	はい1点／いいえ0点
11	6ヵ月間で2～3kg以上の体重減少がありましたか	はい1点／いいえ0点
12	BMI(注)は18.5未満ですか	はい1点／いいえ0点
13	半年前に比べて固いものが食べにくくなりましたか	はい1点／いいえ0点

基本チェックリストの判定基準

■ 1～20の合計が10点以上　⇒複数の項目に支障がある可能性あり

■ 6～10の合計が3点以上　⇒運動器の機能が低下している

■ 11と12の合計が2点　⇒低栄養状態

■ 13～15の合計が2点以上　⇒口腔機能が低下している

■ 16に該当　⇒閉じこもりの傾向あり
（17も該当した場合はより閉じこもり傾向が強い）

■ 18～20の合計が1点以上　⇒認知機能が低下している

■ 21～25の合計が2点以上　⇒うつの可能性あり

筋肉なしには生きられない！
筋肉は若返りの特効薬

「筋肉は生きる力」。

これは私が大学の講義や講演会などで常々口にしている言葉です。

なかには筋肉といわれるとボディビルダーのような筋骨隆々の人を連想する方もいて、「私にはあんな筋肉は必要ない」とおっしゃることも……。しかし、それは勘違いです。

筋肉は身体を支える幹のような存在です。立ったり、歩いたりするだけではなく、座ることでさえ筋肉が必要になります。また、クルマにたとえると筋肉はエンジンのような存在で、筋肉が多ければ多いほど身体は馬力が出せるようになり、ラクに生活ができるようになります。それだけではなく、**呼吸も、物を噛んだり飲み込むことも筋肉なしに行うこ**

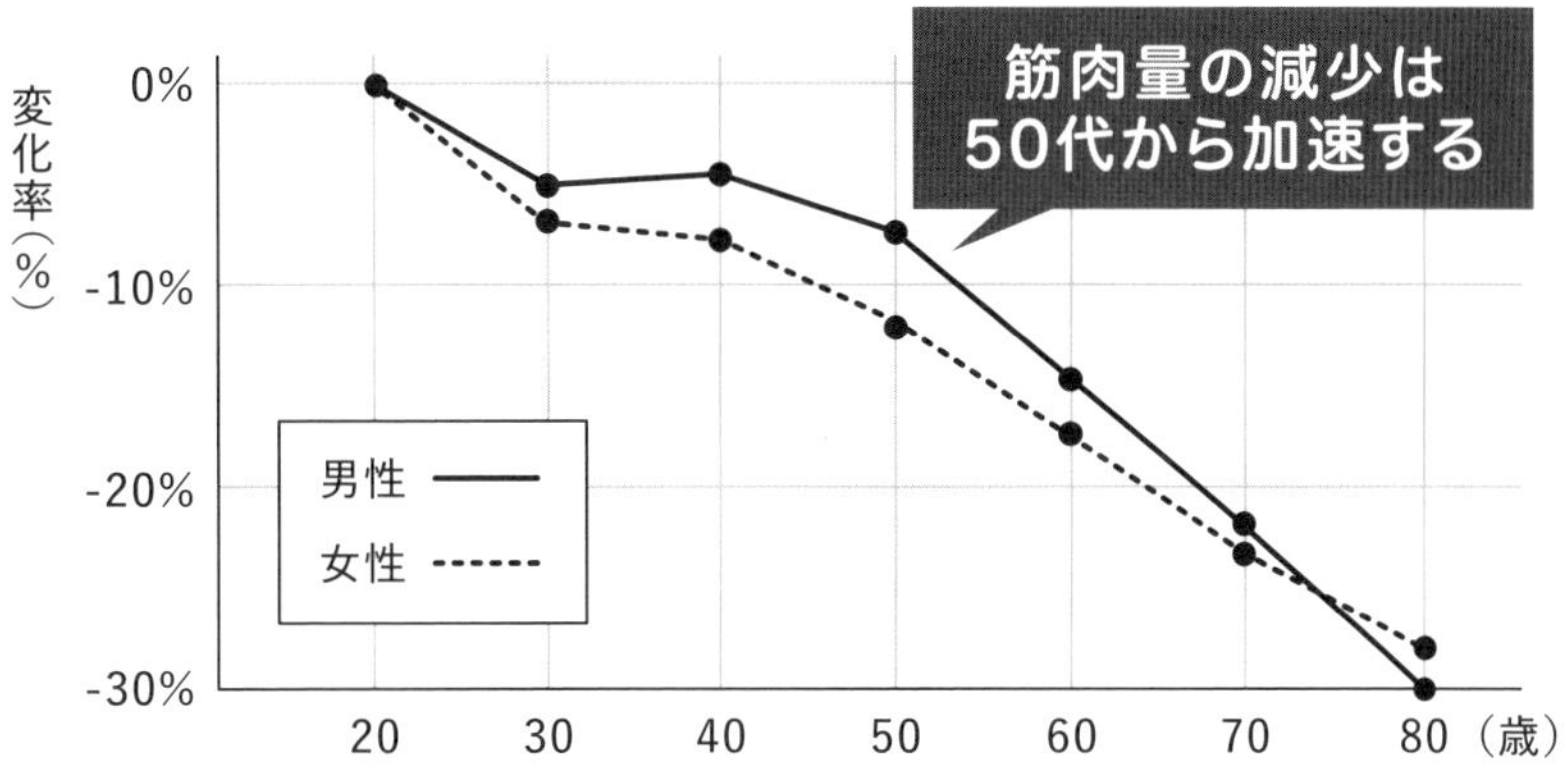

下肢筋肉量の20歳からの変化率

参考：谷本芳美、渡辺美鈴、河野令、広田千賀、高崎恭輔、河野公一「日本人筋肉量の加齢による特徴」日本医誌2010：（47）：52-57を石田がわかりやすく改変

とはできません。心臓も心筋といわれる筋肉の塊でできています。顔も筋肉で覆われているため、**筋肉が減れば、肌がたるみ、シワが増えてしまいます**。まさしく**「筋肉は生きる力」**なのです。

それでも、若いころは身体を動かす機会も多く、特別なことをしなくても一定の筋肉量を保つことができます。しかし、私たちの身体は加齢とともに退化し、萎縮していくので、**筋肉を使う運動をしないと筋肉量は30歳をすぎるころから減少の一途**をたどります。

とくに、50代からは加速度的に筋肉量が減少していくことがわかっています。具体的には、50歳を超えたころから、1年間で男性では年平均0・43kg、女性では0・23kgずつ筋肉は減っていくといわれています。

筋肉量が減少し、筋力や身体機能が低下した状態のことを「サルコペニア」といい、進行すると転倒・骨折しやすくなったり、いずれは歩くことすらできなくなってしまいます。

筋力低下をチェックする5つのポイント

□長く歩けなかったり、歩くのが遅くなるなど、移動能力が落ちてきた
□握力が弱ってきて、ペットボトルなどの蓋が開けられないことが増えてきた
□食べる量はあまり変わらないが体重が減ってきた
□「なんとなく疲れたな」と感じることが多い
□以前のように活動的に動けなくなってきた

右の5つのうち3つが当てはまると、サルコペニアとされます。

サルコペニアに陥ると、身体を動かす機会が減ってお腹がすかないため、食事量が減って筋肉を維持するために必要な栄養が不足します。すると筋肉量がどんどん減り、外出す

ることが難しくなって孤独感が強くなり、引きこもり気味となって身体を動かす機会がますます減ってしまいます。引きこもり気味になると脳を使う機会が減り、認知機能も低下してしまいます。つまり、**筋肉量の減少は認知症とも深い関わりがある**ということです。

このように筋肉は身体だけではなく心の健康を維持するうえでも必要不可欠なものなのです。そして、この悪循環を断ち切る唯一の手だてが筋肉をつけることです。

高齢になると、「いまさら筋肉をつけることなんて無理」と考える人も多いようです。たしかに、多くの臓器は歳とともに衰えていきます。たとえば、脳細胞は加齢とともに死滅して脳が萎縮していくことは避けられず、一度死滅した脳細胞が生き返ることはないといわれています。一方、運動をすることで脳細胞が活性化されることも報告されています。

しかし、**筋肉を形作る細胞だけはほかの臓器とは異なり、いくつになっても筋トレをしたり、歩いたりして刺激を与えれば増やすことができます。**

若さを維持するためにビタミン剤など、さまざまなサプリメントをとるよりも**筋トレのほうが若返りには即効性がある**と私は考えています。

人生最大のケガがきっかけではじまった「骨活生活」

新型コロナ禍が真っ只中だったころのこと。私にとって、とてもショッキングな事件が発生しました。

それは2022年1月6日に都内に雪が降り積もったときのことです。翌日は雪が残り、朝から歩き方には十分に気をつけていました。その日の夕方、家に帰るルートも雪が積もっていないほうのバス停を選びましたが足元を見ると雪が凍って盛り上がっていました。「これは大変」と、静かに1歩、2歩と歩を進めましたが3歩目につるり！　気がつくと腰を強く打ちつけてしまいました。腰は激痛、身体は動かない……。仰向けの状態になっている身体をなんとか折り曲げて起き上がろうとしたものの起き上がれない……。最高に恥ずかしい状況でした。救急車で運ばれた先でレントゲンを撮ったところ、第一腰椎圧迫骨折と診断されました。激痛のなか、1カ月は入院が必要と聞き愕然としました。

　しかし、2日ほどすぎるとなんとかベッドから起き上がれるようになり、痛みもやや収まったので、さっそくリハビリを開始。リハビリではなんでもよくできるとほめられました。

　結果的に、なんとか2週間で退院することができ、リハビリは自力で行うことになりました。幸い後遺症もなく、以前とまったく変わらず動くことができています。

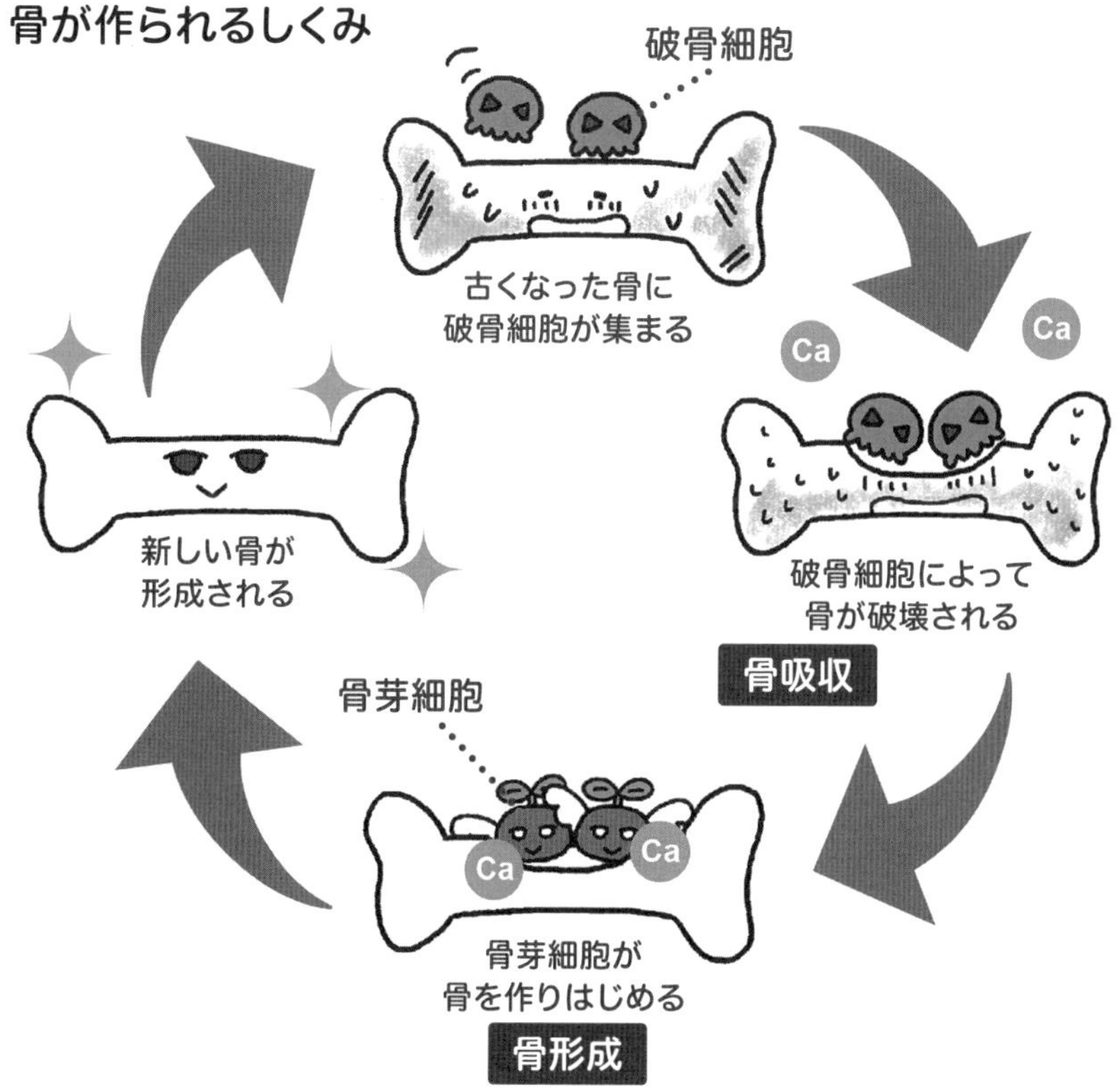
骨が作られるしくみ
破骨細胞
古くなった骨に
破骨細胞が集まる
Ca
Ca
破骨細胞によって
骨が破壊される
骨吸収
骨芽細胞
Ca
Ca
骨芽細胞が
骨を作りはじめる
骨形成
新しい骨が
形成される

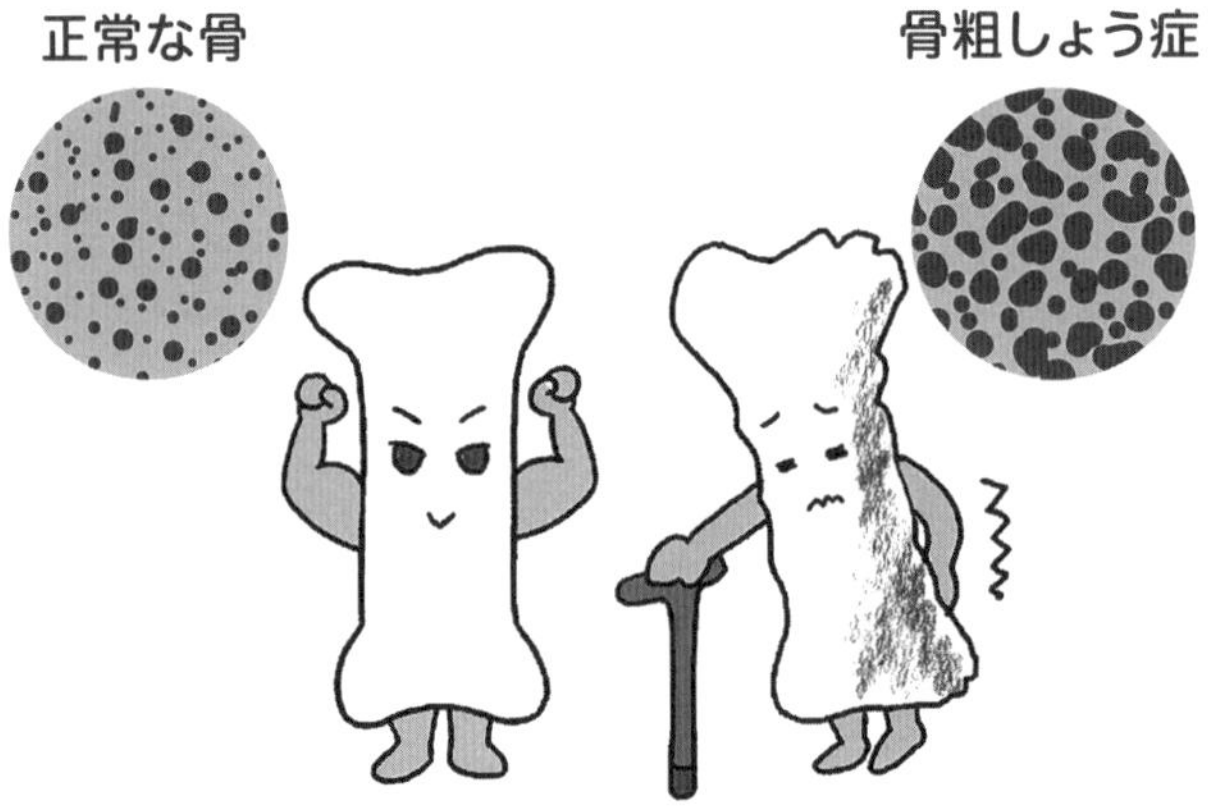

正常な骨と骨粗しょう症の骨

骨代謝のサイクルが崩れたり、骨に必要な栄養素が不足すると、骨の内部がスカスカに。すると骨がもろくなって骨粗しょう症へのり患リスクが高まります。

しかし、問題は私の骨の状態でした。後日、整形外科で血液検査をすると、古い骨を壊す破骨《はこつ》細胞の数値が大変高く、新しい骨を作る骨芽《こつが》細胞の数値は普通であるということが判明しました。

前ページのイラストのように、骨は破骨細胞と骨芽細胞がバランスよく働くことで新陳代謝が正常化して骨の健康を保っています。しかし、私の場合は壊される量が多すぎて、骨が作られるスピードが追いつけずに骨粗しょう症になっていたのです。

第一の原因は、カルシウムなどの骨を作るうえで必要な栄養が不足していることでした。これは私にとってショッキングな事実でした。しかし、よくよく考えれば、私は定期的に運動をしているので骨粗しょう症とは無縁と過信し、骨には少々無頓着だったと大反省。

誰でも加齢にともない骨は弱くなります。**いくら筋肉があっても、骨がもろくては意味がない、骨と筋肉の健康が両立してこそ元気でいられる**ことを遅ればせながら実感しました。

いまでは定期的に骨芽細胞を増やすための投薬治療を受けています。また、カルシウムだけではなく、その働きを助ける食品を食べるなど、つねに骨活を意識した食生活を送るようにしています。私の「骨活食」の具体的な内容は78ページで紹介します。

そんな努力の甲斐あって、現在では骨密度が改善。いくつになっても筋肉と同じように骨も復活させることができるということを身をもって実証できたと思っています。

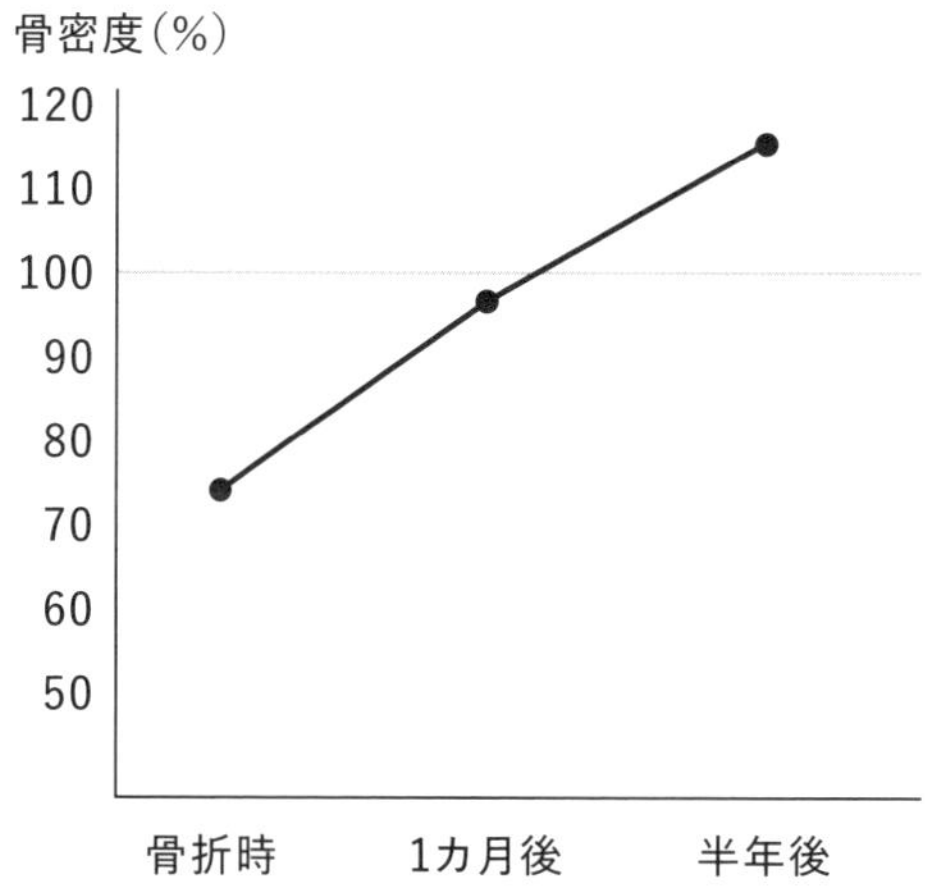

同年代と比較した大腿骨の骨密度の推移

私が骨折入院した際に大腿骨の骨密度を同年代と比較した数値。骨折時の73%から半年後には117%と、目覚ましい回復を見せました。

好奇心が強い人ほど元気で長生き！

私はおもしろそうと思うとなんでも気になる性分。中学時代に日本代表のユニフォームを着て颯爽と生徒たちの先頭を走る校長先生に憧れ、**学生時代は陸上に夢中に**なりました。

女子美術大学の教員になると研究の必要性を実感して東京大学の福永哲夫先生に師事。東大に1年内地留学をした後、福永研究グループに入れてもらいました。**主婦、教員、研究、子育てに全力で挑み、切り抜けられたのは、フル回転できる気力と体力があったから**だと思っています。毎晩夜遅くまで机に向かう私の姿を見ていた娘からは、「ママはなんで毎日そんなに宿題があるの？」と聞かれることもしばしば。答えに困ったものです。

その当時は、身体の組織を画像で見られるようになるなど超音波の技術の進歩が目覚ましく、ますます研究がおもしろくなっていました。そんななか、アメリカのフロリダ大学のポロック博士のもとで客員教授として研究する場を得ることができました。子どもを連れてのフロリダ行きでしたが、子どもたちは予想以上に現地に溶け込んでくれてひと安心。帰国後に論文を仕上げ、博士号を取得したときは、すでに50歳になっていました。65歳で女子美術大学を定年退職した後、山に魅せられ登山を開始。新しく出会った仲間から登山の知識を学ばせていただきました。そして、彼らとともに国内だけではなく、アフリカ、ヨーロッパ、ヒマラヤなど、海外の山にもチャレンジしてきました。

私がいまやりたいことができているのは、まわりに恵まれているからだとつくづく思います。また、良く恵まれる運命の「良恵」と名づけてくれた両親にも感謝しています。

私は人が好きで、いつも人の役に立ちたい、周囲の人に恩返しをしたいと思っています。**「好奇心旺盛で人が好き」**というところが私の原点。好奇心旺盛な毎日を送れば、ずっと元気でいられると信じています。

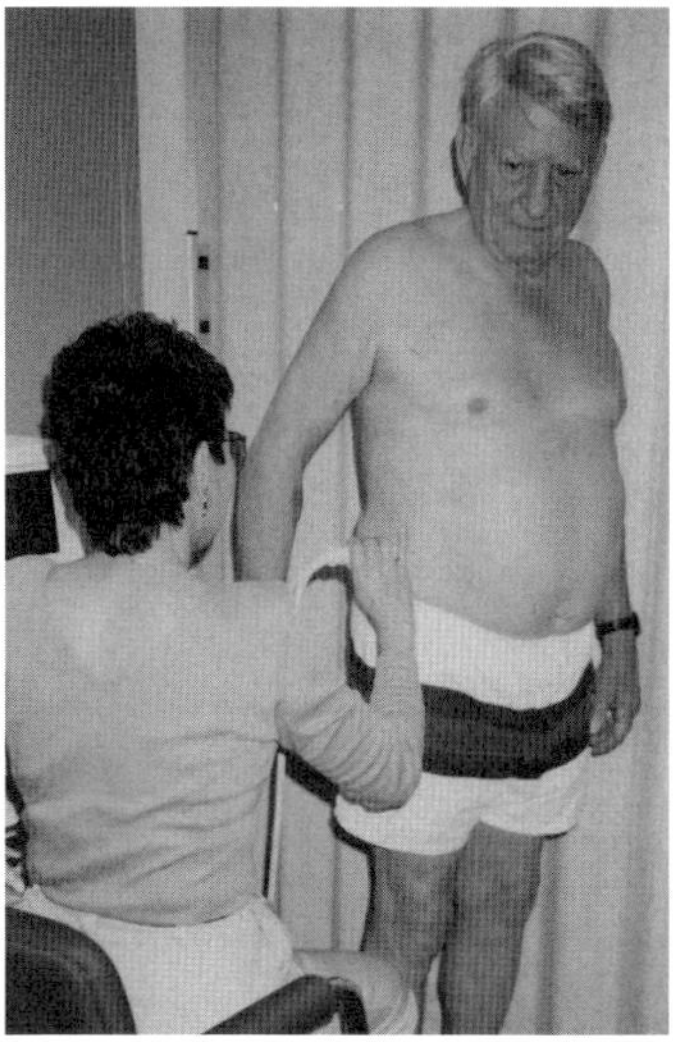

拙い英語ながらまわりの助けもあり研究に没頭できました。

食は生命の源。食事時間を大切にしましょう

食は生命の源です。人間は生きているかぎり、身体を動かすためのエネルギー補給が必要です。たとえ寝たきりであっても内臓を動かす燃料は必要となります。クルマだって走らなくてもエンジンをかけるだけで燃料を使いますよね。人間も同じなのです。

「そんなこといわれても、食欲がない」という方も多いでしょう。歳を重ねるごとに食が細くなるのは仕方のないことです。私も少しずつ、食べられる量は減ってきました。ですから、以前よりも頭を使って食事をするようになりました。

頭を使うといっても、左の5点に気を遣っているくらいです。とても簡単だと思いませんか？　なかでもおすすめは魚肉ソーセージ。その理由は74ページで詳しく解説します。

手軽に栄養不足を防ぐ5つのポイント

□毎食、魚か肉を少しでもいいので食べる
□肉や魚が食べられないときには魚肉ソーセージを食べる
□野菜はいろいろな色のもの、旬のものを多く食べる
□ちりめんじゃこ、桜エビなど、骨や殻ごと食べられるような魚介類を食べる
□野菜は火を通してかさを減らして量が食べられるようにする

加えて、楽しく食事をすることも忘れずに。**楽しい気持ちの状態で食事をすると、栄養の消化・吸収がよくなることが医学的にもあきらかになっている**からです。

家族がいる方は、会話をしながらお食事の時間を楽しんでください。私はというと、子どもたちが独立しているため、食事のときはひとりです。しかし、毎日ひとりではさみしいので、積極的に友人たちと楽しく食事をする機会を設けるようにしています。

おしゃれを楽しむ人ほど頭も身体も若々しい

私は人前に立って働くことが多いため、つねに自分が見られることを意識して服装を考えます。そして、その場その場にふさわしい服装を選ぶように心がけています。

山に行くにもどうせ汚れるからなんでもかまわない、といった服装はしたくないと思っています。80歳をすぎたいまでも、山には、やはりすっきりとした服装で行きたいと思うのです。

心がけているのは、できるだけ明るい色の服を着ること。とくに上半身は顔色がくすんで見えるので暗い色の服はできるだけ避けています。明るい感じが好きなので服装は白、赤、ピンク、ブルーなどが多いです。お化粧も服装に合わせ、派手ではないけれど元気で明るいイメージになるよう工夫しています。

実は、おしゃれは脳にもよいことがわかっていて、化粧療法（メイクセラピー）なるものも行われているほどです。特別養護老人ホームの入居者を対象に行われた研究では、2週間に1回、3カ月間の化粧療法を行ったところ、認知症の進行が抑制されたという報告もされています。

加えて、素敵な服を買ったり、髪型を変えたり、新しい化粧品を買ったりすると、誰かと会いたくなるものです。すると身体を動かす機会も自然と増えて、お腹がすいて食事も美味しくいただけるようになります。この好循環が生まれることで、サルコペニアも自然と防げるようになると思います。

おしゃれは健康長寿の秘訣。歳だから……なんて思わず、おしゃれを楽しみましょう！

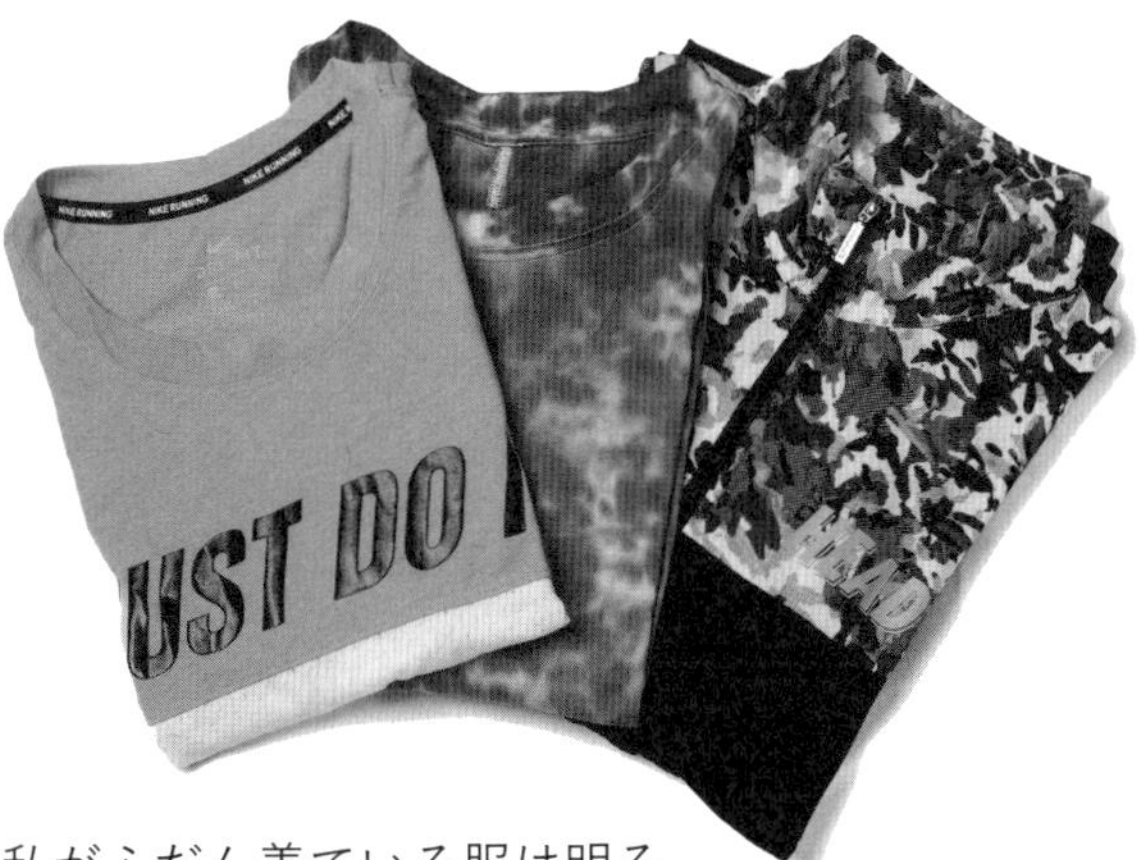

私がふだん着ている服は明るい色や柄のものが多いです。

心の健康を保つ秘訣は「いろいろな人と会って、話す」こと

21ページでも触れましたが、私はいろいろな人と会って話をするのが大好きです。これも私が元気で過ごせている秘訣だと思っています。

新型コロナ禍以降、認知症の患者さんが増えたり、うつに陥る人が増えたというニュースが話題になりました。その原因のひとつが、他人との交流機会の減少と考えられています。

東京都健康長寿医療センター研究所の2年間にわたる研究によると、65～84歳の高齢者で他人との接触が週に1回未満だった人は、直接他人と会う機会が週に1回以上あった人、またはメールや電話などで話す機会があった人と比較して、心の健康状態が悪いと答えた人が2倍以上いたことがわかっています。

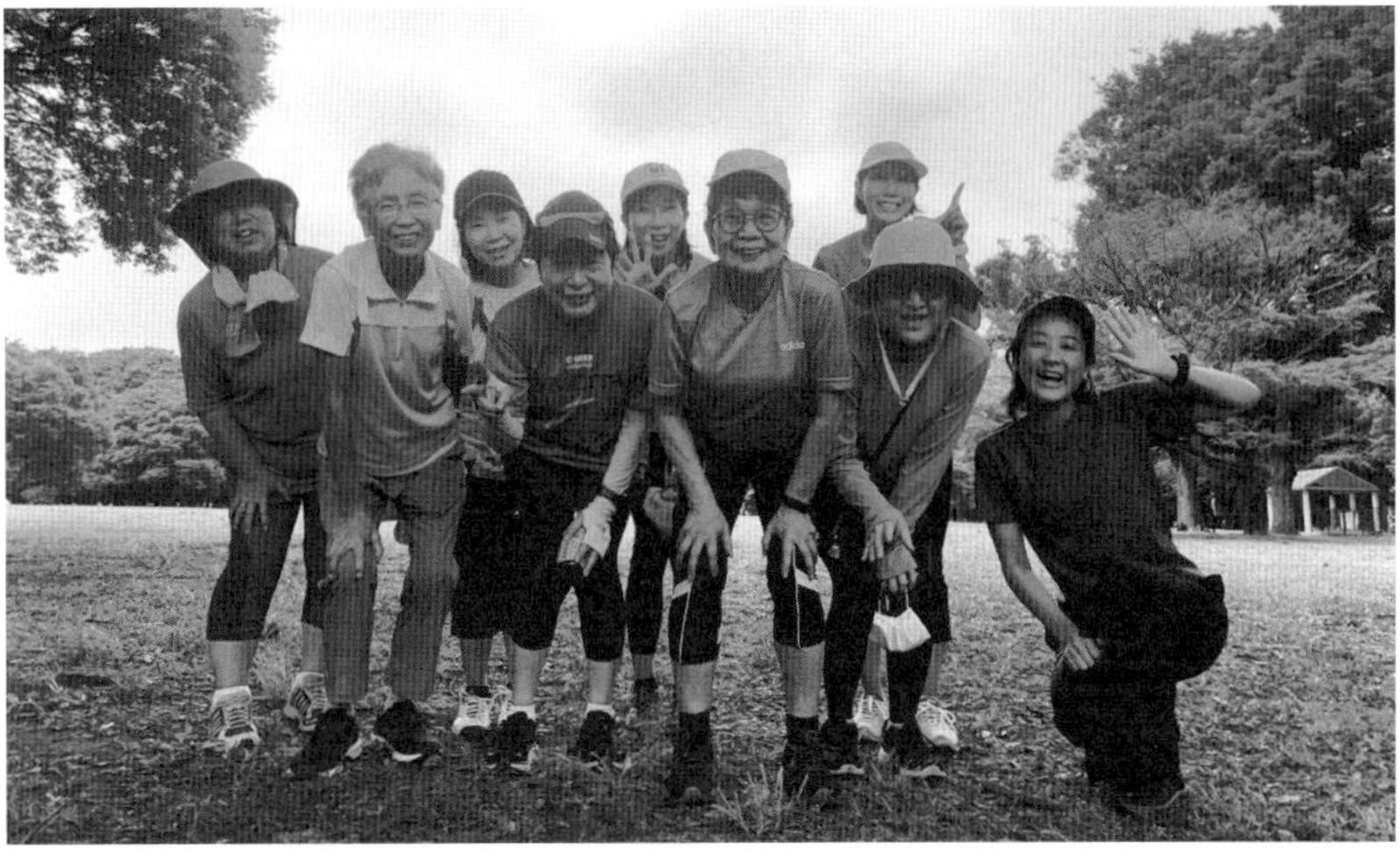

元来、人が好きな私は、人の輪を広げるのが大好き。ランニング仲間（写真）や登山仲間など、つねにいろいろな人とコミュニケーションを図っています。新しい出会いもウエルカムです！

もちろん、人は百人百様なので、ときにはウマが合わない人だっています。しかし、**少しだけがまんをして苦手な人とつき合うことも脳にとってはよい刺激に**なると思います。そうするうちに、よい面なども見えてきて、最初の印象とはがらりと変わって、いつの間にか仲よしになったりすることだってあるのです。

ひとり暮らしで、友達を作る機会が少ないという方は、地域のデイサービスなどに通ってみるのも手だと思います。とにかく、**家のなかにこもらずに、外に出て価値観の違う人たちと積極的に交流することを心がけましょう。**

歩くスピードは生命力と直結する

死ぬまで自立した生活を送るためには、どのくらい長く歩けるかが重要視されます。実際、15分以上続けて歩けるか歩けないかがサルコペニアの判断基準のひとつとなっています。ただし近年の研究で、ただ歩くのではなく、**ある程度の歩幅とスピードを保って歩く**ことが健康寿命を延ばすためには必要であることがわかってきました。

アメリカでは、**寿命ともっとも関係が深いのは歩行速度**だというデータも多く示され、**歩幅が狭くなると、認知症になる確率が高くなる**こともあきらかになっています。

速度に関しては、横断歩道を1回の信号で渡りきれなければ要注意です。横断歩道は1m／秒の速度で渡りきれるように設計されているので、渡りきれないということは歩行速

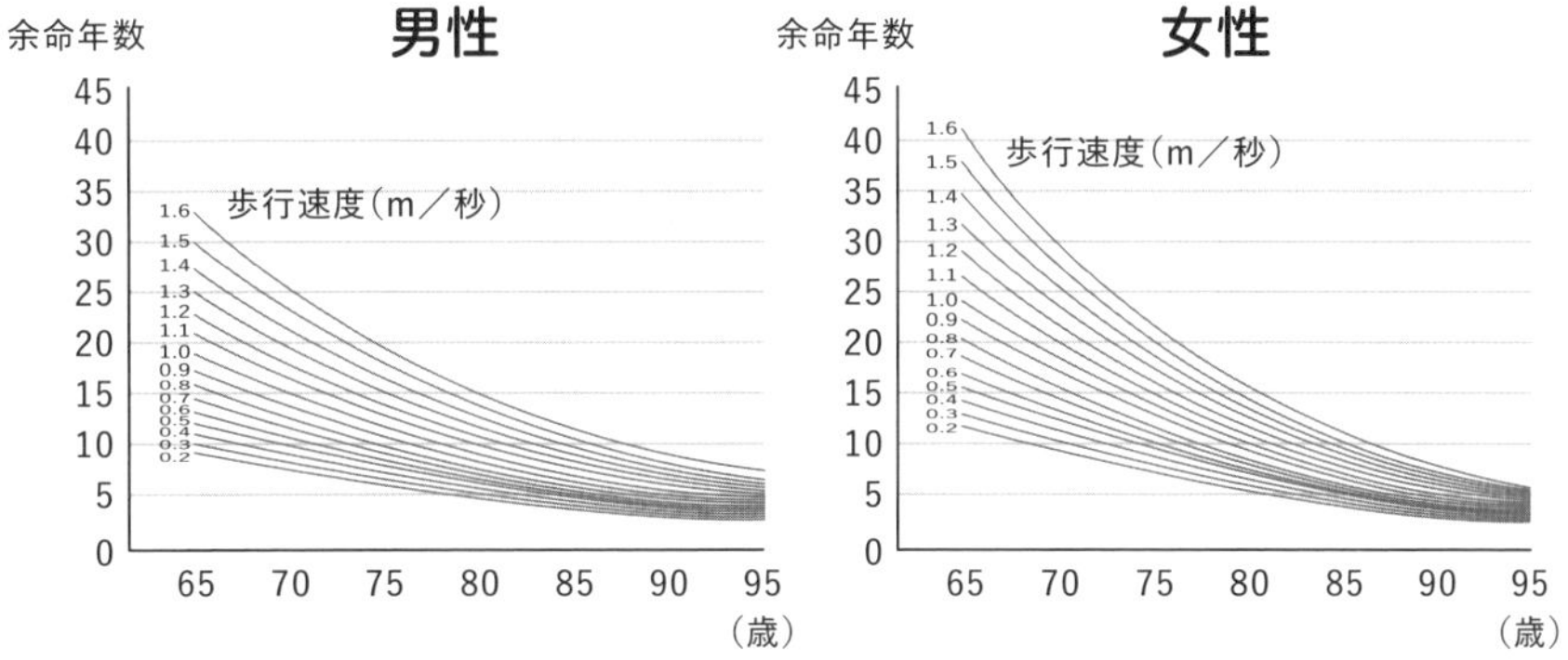

歩行速度から予想される余命

歩行速度がもっとも速い1秒間に1.6m歩ける人は、もっとも遅い1秒間に0.2mしか歩けない人と比べて、65歳男性では余命が約4倍長くなるということがわかります。
出典：JAMA.305(1),50-58,2011

度がそれ以下になっているということなので注意が必要です。

歩幅は、一般的に身長×0・45。身長が150㎝の人なら67㎝くらいが理想です。ただし、つねにスピードや歩幅をはかるのは難しいと思うので、**ダラダラ歩きをやめて、背すじを伸ばして速く、歩幅を広くして歩く**ことを意識してみてください。それだけでも歩き方は大きく変わってきます。

なお、正しい歩き方は48ページで解説していますので、参考にしてください。

歩くスピードと歩幅を維持するために必要不可欠なのは、筋肉です。これで私が「筋肉は生きる力」という言葉をつねに口にしている理由を納得していただけるかと思います。

転ばぬ先の対策を!! 元気で長生きの最大の敵は「転倒」

65歳以上の人の3人に1人が年に1回以上は転倒し、75歳からその割合は急激に増加することがわかっています。

転倒は寝たきり生活と直結します。「令和元年国民生活基礎調査（厚生労働省）」によれば、「骨折・転倒」が高齢者の介護が必要となった原因の12・5％を占めています。高齢になると骨がもろくなり、一度骨折すると回復までに長い時間がかかり、その間に、日常生活に必要な筋肉が失われて、結果的に寝たきりになってしまうのです。

ちょっとした段差や点字ブロックにつまずいたり、階段や坂道でバランスを崩したりする原因は、脚を持ち上げたり、バランスをとったり、踏ん張ったりするときに使うお尻や脚

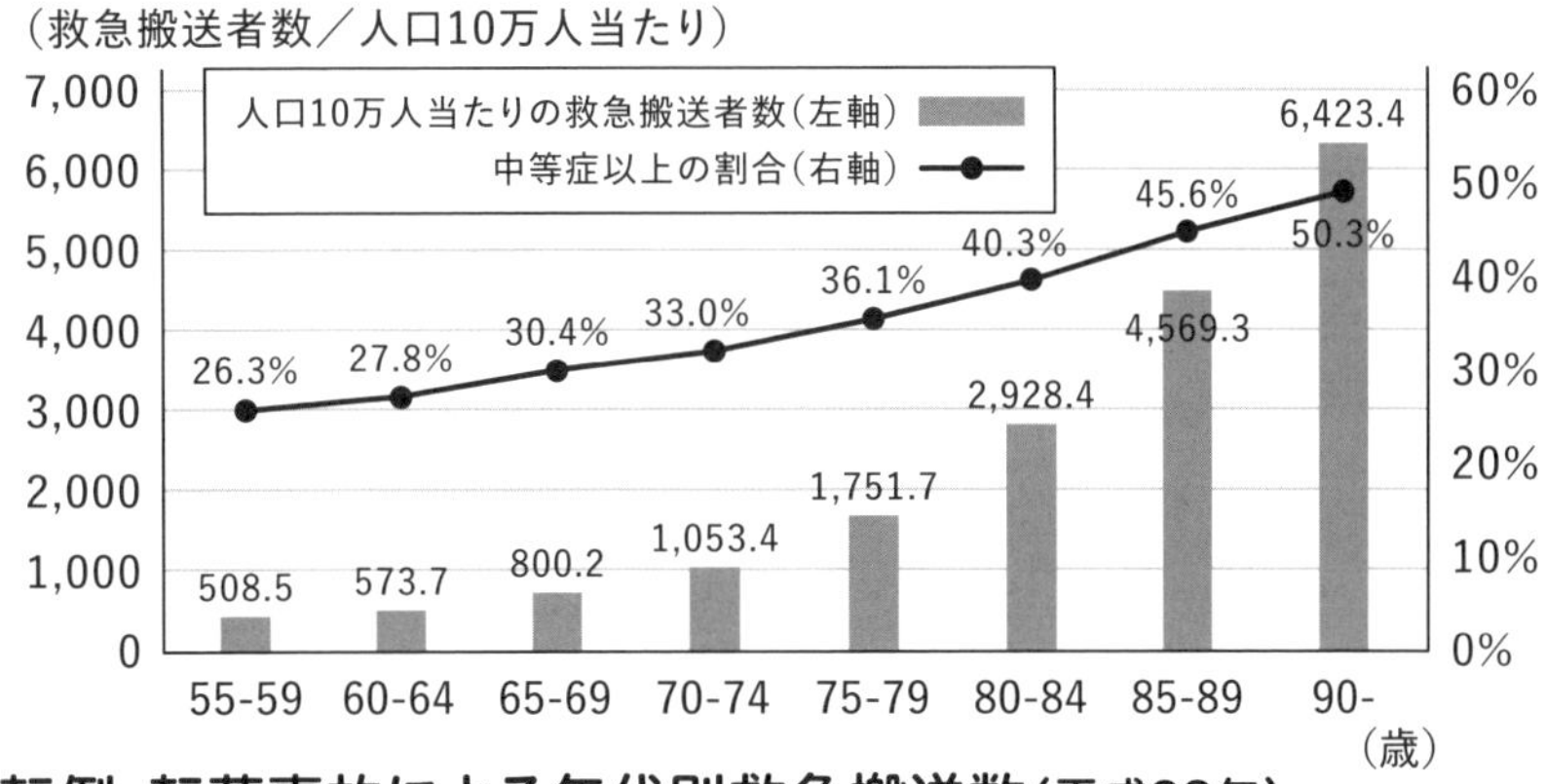

転倒・転落事故による年代別救急搬送数（平成28年）

高齢者の転倒・転落事故による搬送者数は年代が上がるにつれて増加することがわかります。とくに75 歳以上になると5歳年齢が上がるごとに増加率が上がる傾向にあります。
出典：「御注意ください！日常生活での高齢者の転倒・転落！ －みんなで知ろう、防ごう、高齢者の事故 ①－」消費者庁ニュースリリース　平成30年9月12日

の筋肉不足や衰えです。また、足首の関節の柔軟性が落ち、脚の前側の筋肉が落ちると、つま先が上がらなくなります。

これは「老化現象なので誰にでも起こりうること」ではありません。たとえば、高齢とはいえ登山を楽しむ方は石がゴロゴロと転がる足元がおぼつかないような道でも、転倒や滑落することもなくシャキシャキ歩いています。これは、日ごろから筋トレをして、筋肉を鍛えているためです。

つまり、**筋肉さえあれば歳をとっても転倒する危険は減らせる**のです。第3章では、高齢者の最大の敵である転倒を防げる筋トレを具体的に紹介しています。年齢に関係なく簡単にできる運動ばかりなので、毎日の習慣にしてください。

コラム

「免疫力」を高めて病気にならない身体を作る

新型コロナ禍以降、免疫という言葉を耳にする機会が急激に増えました。

免疫とは、健康をおびやかすウイルスなどの細菌や雑菌のほかに、がん細胞のような体内で発生する悪玉の細胞を退治し、病気から身体を守るしくみのことです。

免疫力が弱るとインフルエンザや新型コロナのようなさまざまな感染症にかかりやすくなるだけではなく、重症化のリスクも高まります。さらに、がんなどにもかかりやすくなります。

免疫力の低下も筋肉の衰えと同様、老化現象と考える人がいるかもしれません。しかし、そうとはいえません。

たとえば、新型コロナ禍のときに重症化して亡くなってしまった高齢者がたくさんいたなかで、感染しても軽症ですぐに回復したという高齢者もたくさんいました。

つまり、**高齢だからといって必ずしも免疫力が低いわけではない**ということです。

知っておいてほしいのは、いくつになっても免疫力を高めることは可能ということです。

では、免疫力を高めるためには日々、何を意識し、どうしたらいいのでしょうか？

答えは、**「腸内環境を整える」**、**「ストレスをためない」**、**「適度な運動をする」**。この3つに尽きます。

具体的な方法は34～35ページで解説していきます。

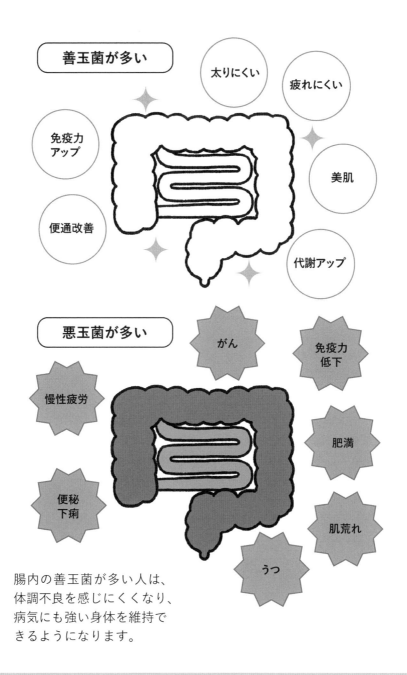

腸内の善玉菌が多い人は、
体調不良を感じにくくなり、
病気にも強い身体を維持で
きるようになります。

1 腸内環境を整える

体内では何種類かの免疫細胞という細胞が作られ、それらが身体に害を及ぼす細菌や細胞を退治するしくみになっています。そして**免疫細胞の役割を約７割も担っているのが腸**といわれています。そのため、腸の調子が悪いと免疫細胞の調子も悪くなってしまうのです。

腸の不調のサインは便秘や下痢などの便通異常です。便は健康のバロメーターなので、毎朝、便の状態をチェックする習慣をつけましょう。

腸の調子を整えるためには、腸のなかに棲みつく善玉菌を増やし悪玉菌を減らす食品を食べることがなにより大切です。以下の食品を毎食少しずつでもいいので食べるようにしましょう。

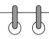

善玉菌を増やして腸内環境を整える食品

・発酵食品

ヨーグルト・チーズなどの乳製品、

味噌、納豆、キムチ、酒粕

腸のなかの善玉菌を増やし、悪玉菌を減らしてくれます。

・食物繊維の多い食品

野菜、キノコ、海藻、果物、大豆製品

腸のなかの毒素や老廃物を便とともに体外に排出して、腸を掃除してくれます。また、善玉菌のエサとなって善玉菌を増やす作用もあります。

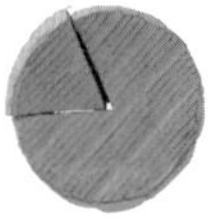
チーズ

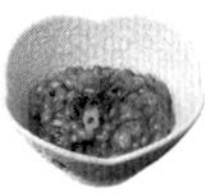
納豆

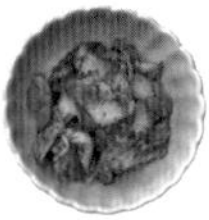
キムチ

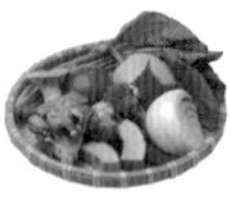
野菜

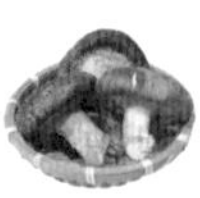
キノコ

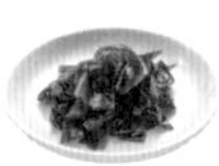
海藻

2 ストレスをためない

イライラしたり、疲れがたまっているなど、心身が強いストレスにさらされると免疫細胞の働きが悪くなります。ここでも登場するのが腸。**脳と腸とは強いつながりがあることが医学的にあきらかになっていて、「脳腸相関」と呼ばれています。**

具体的には、脳がストレスを感じると腸の調子も悪くなって免疫細胞の働きが悪くなります。逆に、腸の調子が悪いと、それが脳に伝わり、脳はより強いストレスを感じるという悪循環となってしまいます。

ストレスが万病のもといわれるのはこういったしくみがあるからです。

脳と腸はつながっている！

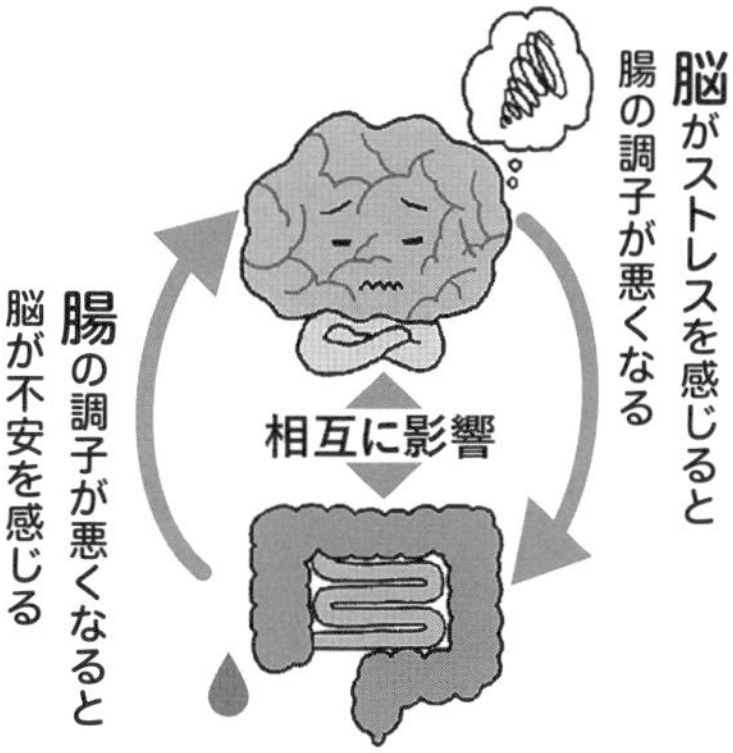
脳がストレスを感じると
腸の調子が悪くなる
相互に影響
腸の調子が悪くなると
脳が不安を感じる

3 適度な運動をする

運動には免疫を低下させる**ストレスの解消効果がある**だけではなく、**腸内環境の改善効果**があることもわかっています。

しかし、過度な疲労は身体にとって大きなストレスになり、逆効果となってしまいます。

ふだん運動をしない人が急に強い負荷の運動をするのは逆効果になりかねません。そういった意味でも、第3章で紹介している筋トレやストレッチは適度な負荷のため免疫力アップに効果的といえるでしょう。

ならない

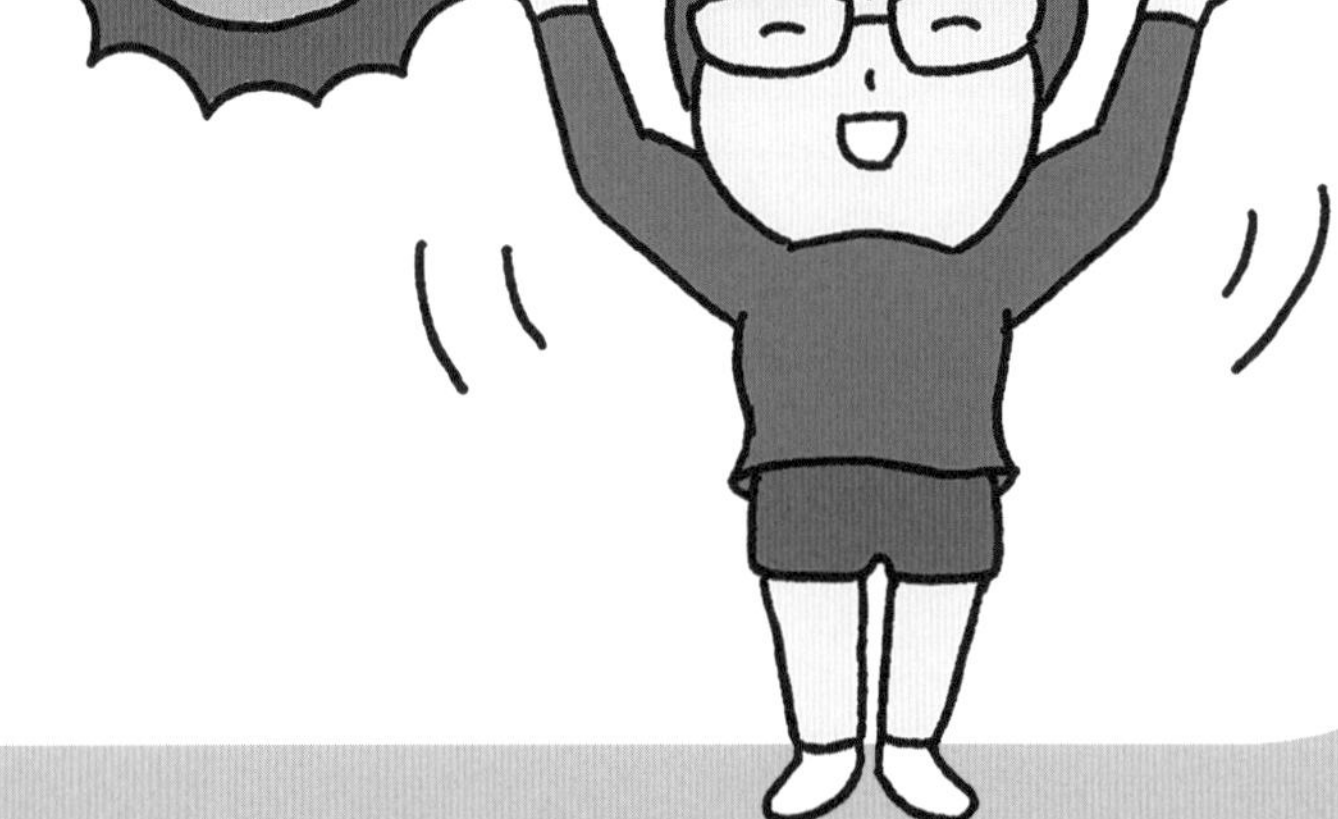

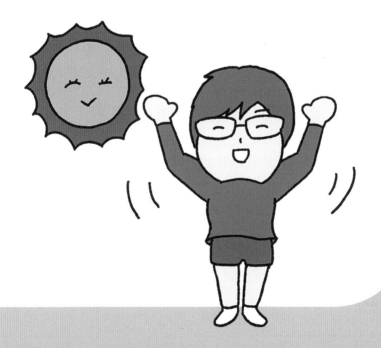

第1章

寝たきりに暮らし方

「健康は毎日の積み重ね」。身体が喜ぶことを大いにしてあげて、逆に、身体をいじめるようなことは減らすことが健康長寿の秘訣です。この章では、私が「80歳を超えても元気で過ごせているのはこのおかげ！」と思っている生活習慣を紹介します。「身体が喜ぶことって何？」と疑問に思う方はぜひ参考にしてください。

1 元気な人は「朝を大切にする」

私は朝をとても大切にしています。朝をどう過ごすかで、その日1日の体調の良し悪しが決まってくるからです。ここからはおすすめの朝の過ごし方を紹介します。

① 朝日を浴びる

目覚めたら、すぐにカーテンを開けて太陽の光を浴びましょう。日光には体内時計を補正し、脳を覚醒させる「セロトニン」というホルモンの分泌を促す働きがあります。

② 歯磨き、洗顔をする

歯周病菌などの雑菌が増えるのは寝ている間です。そのため、朝日を浴びたらすぐに歯磨きをしましょう。口内の雑菌を洗い流すことは誤嚥《ごえん》性肺炎の予防にもつながります。

③体重を量る

体重は健康のバロメーターです。特別なことをしていないのに体重が減ったり、逆に増えたりした場合は、体調に異変がある可能性があります。

④軽い運動をして筋肉をほぐす

顔を洗った後は顔、首まわり、肩、腰、腕、下肢の筋肉などをゆっくりていねいにストレッチして身体中を「さあ今日もがんばりましょう！」という状態にします。その際、「右側の首がちょっと痛いな」など、身体の状態もチェックします。

⑤朝食を食べる

朝食は栄養をとるだけではなく、体内時計を調整する役割も果たすため、朝食抜きは体調不良の原因となります。朝食の大切さは80ページでも詳しく解説します。

次のページでは私が行っている運動を紹介します。まずはできるものからでもいいので、朝の習慣にしてください。

ルーティン

START

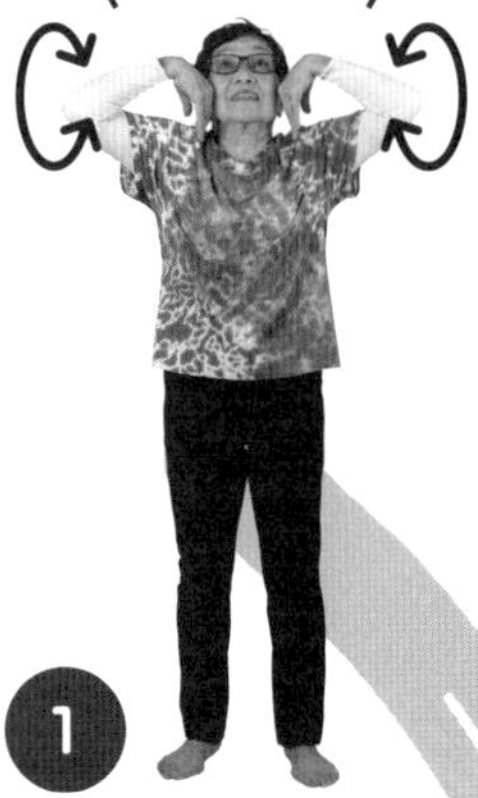

1

肘回し

前回し10回、
後ろ回し10回

2

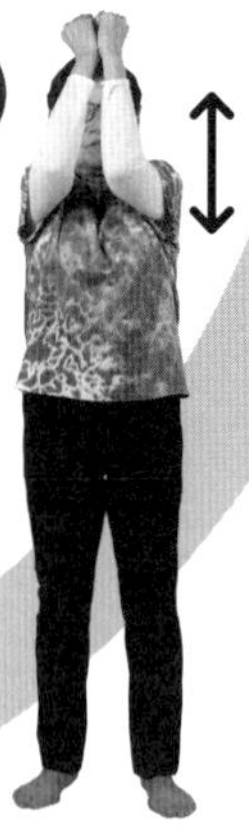

肘上げ

肘から先をつけたまま
上げ下げ。10往復

3

腕開き

❷で合わせた腕を
左右に広げる。10往復

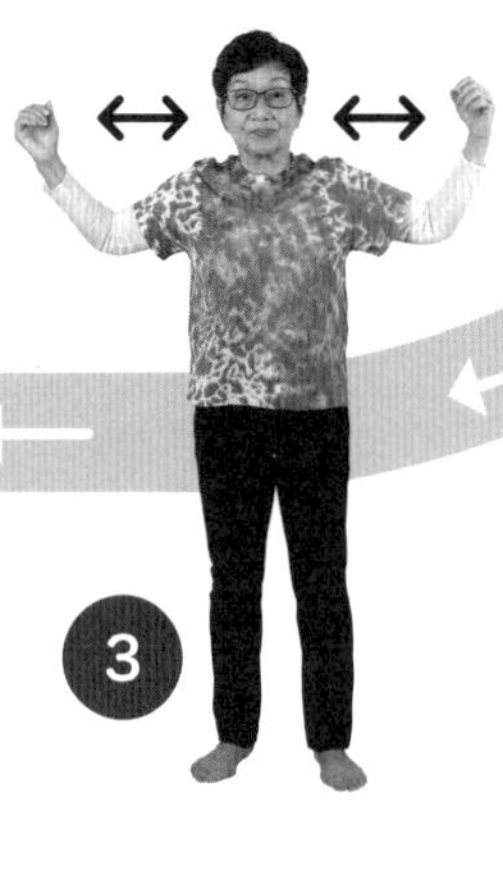

4

腰回し

右回し10回、
左回し10回

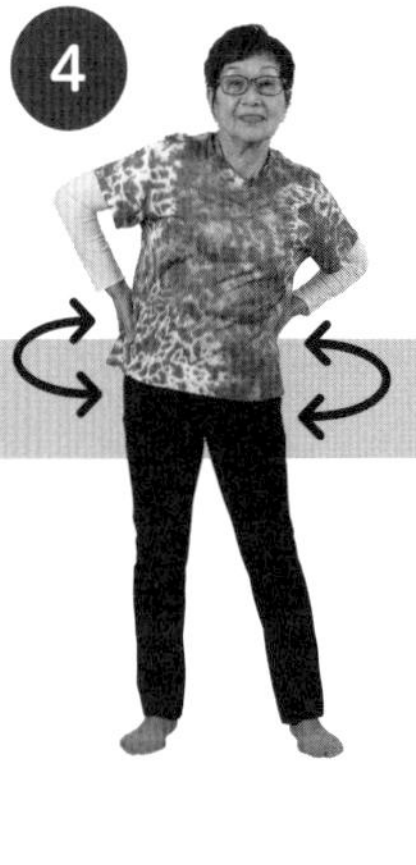

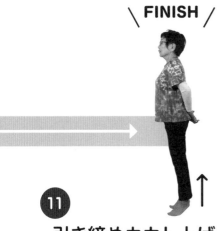

FINISH

11

引き締めカカト上げ

お尻と背中に力を入れて
カカトをつけて伸び上がる。
20回

回数は目標です。やりたいものだけでも、
すべてチャレンジしてもOK!
体調と相談しながら行ってください。

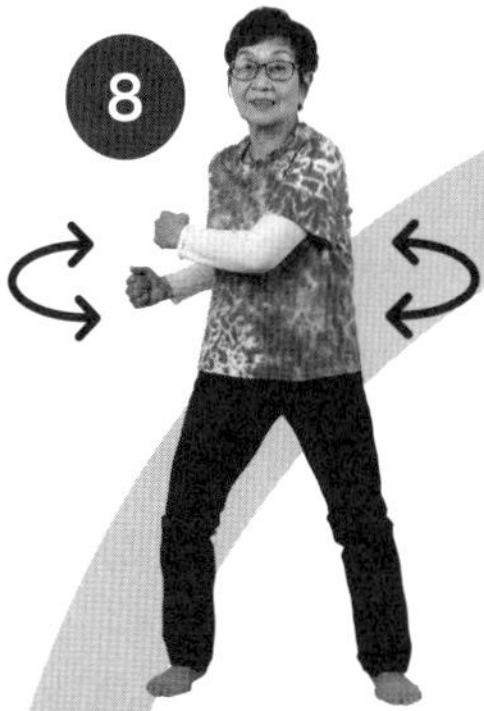

左右ひねり

上半身を
左右にツイスト。
50往復

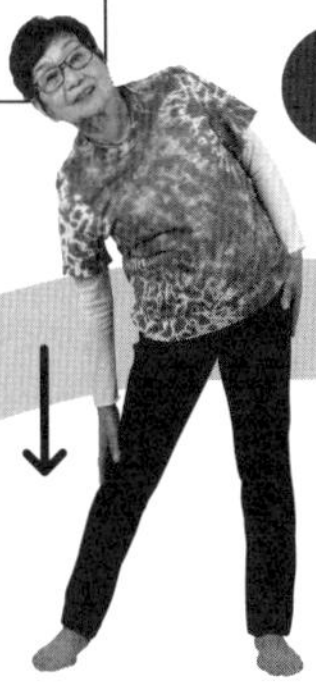

脇伸ばし

身体に沿って
手を下げる。
左右各10回

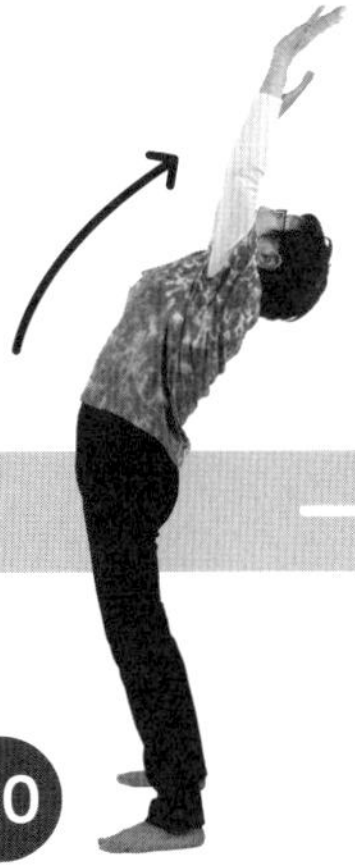

背中そらし

背中をそらせる。
10回

\ 身体が目覚める /
モーニング

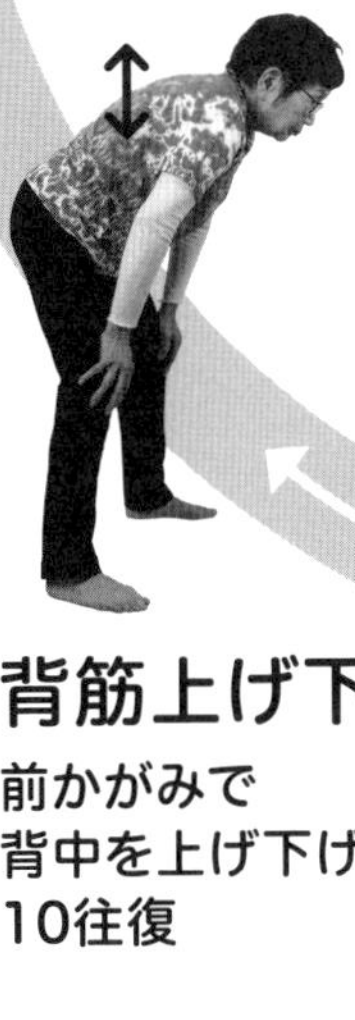

背筋上げ下げ

前かがみで
背中を上げ下げ。
10往復

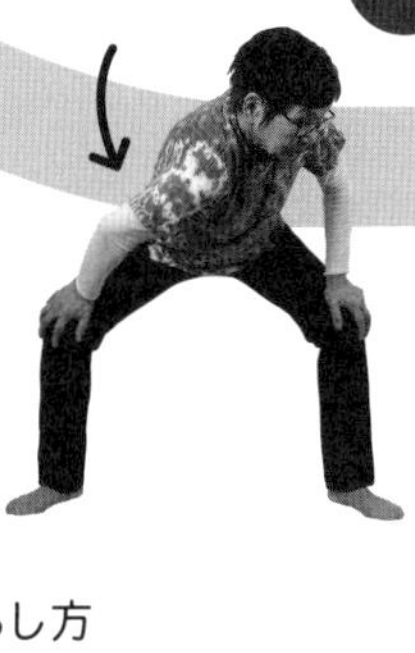

上体ひねり

身体の中央に向
けて肩を入れる。
左右各10回

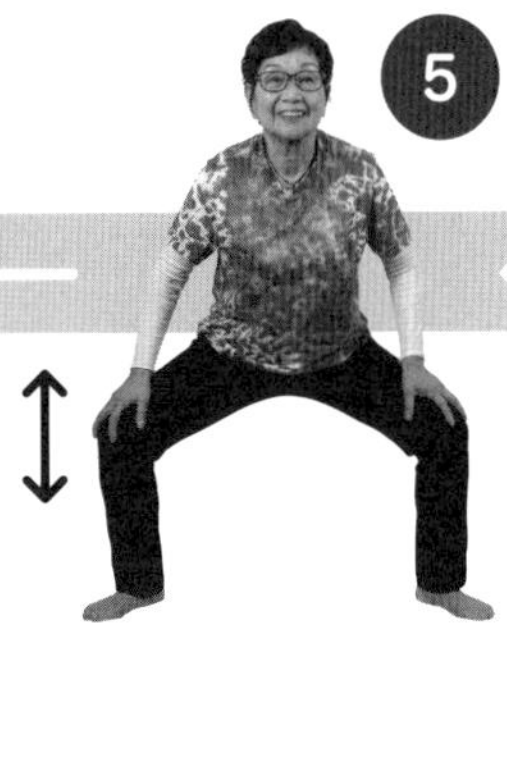

ミニスクワット

小さく早く腰を
上げ下げ。10往復

2 顔のたるみも改善!? 舌の筋トレで滑舌をキープ

個人差はありますが、「最近、しゃべるのが遅くなったなぁ」なんて思うことがありませんか？　舌も筋肉でできているので、舌の筋肉もきちんと使わなければ徐々に衰えて、滑らかにしゃべることができなくなります。

私はもともと早口なので、滑舌が悪くなったらストレスを感じると思います。そのため、舌の筋トレを毎日の日課にし、運動教室でも皆さんに指導をしています。

舌の筋トレは顔の筋肉を鍛える効果もあるため、顔のたるみなどの改善にも役立つという美容効果が期待できると思っています。

では、左のページで舌の筋トレを紹介しましょう。

滑舌アップ 舌筋トレ

舌や顔の筋肉を大きく動かすことを意識しましょう。

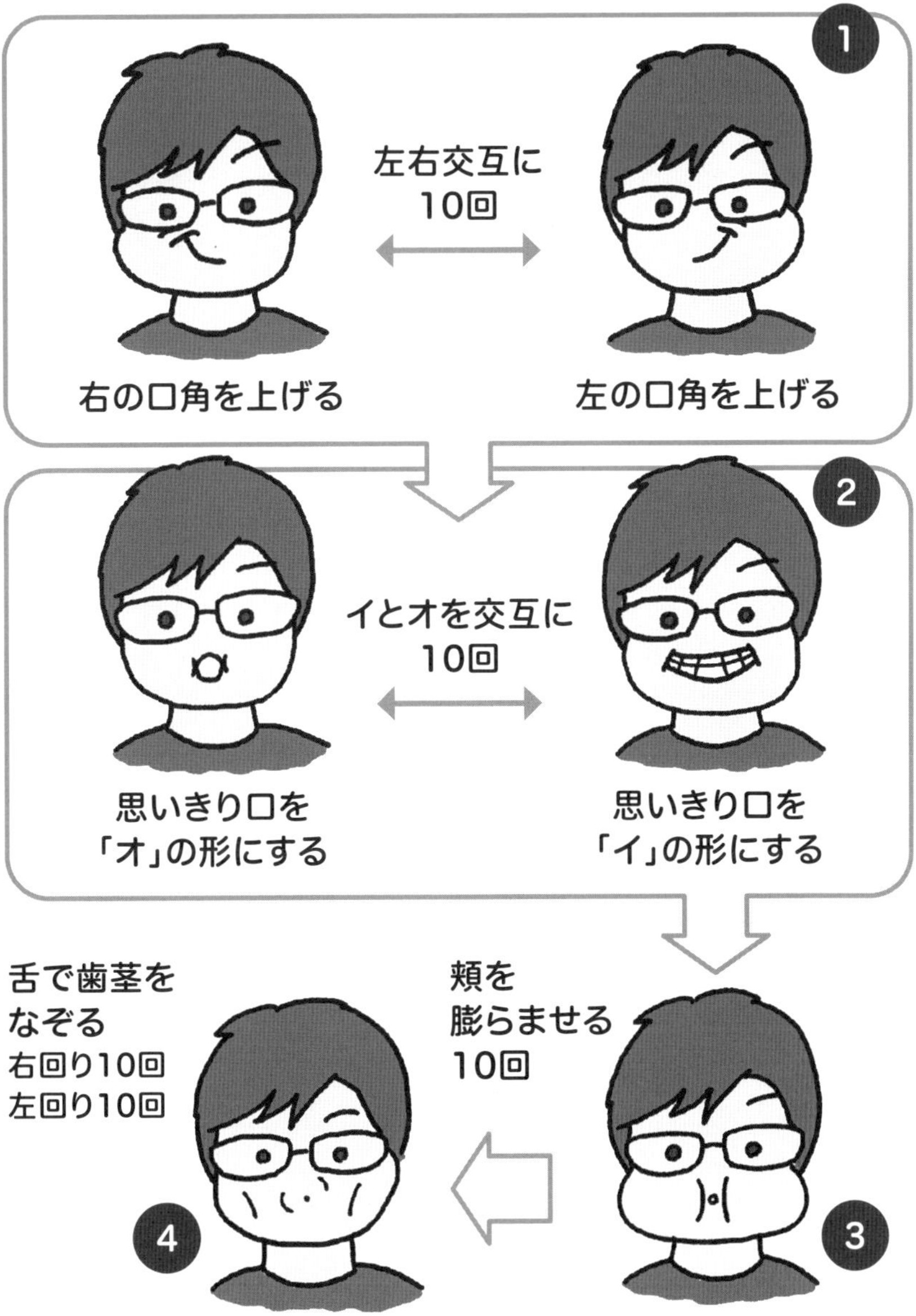
1
左右交互に
10回
右の口角を上げる
左の口角を上げる
2
イとオを交互に
10回
思いきり口を
「オ」の形にする
思いきり口を
「イ」の形にする
頬を
膨らませる
10回
3
舌で歯茎を
なぞる
右回り10回
左回り10回
4

3 猫背の人は6歳も老けて見える!?

年齢よりも若く見えるか、老けて見えるかを決める最大の要因は「姿勢」です。猫背の女性は実年齢より4〜6歳ほど老けて見えるという調査結果も報告されています。

姿勢が悪いことの害は老けて見えることだけではありません。

背骨は身体を支える幹のような存在のため、背骨がゆがんでしまうと、筋肉のつき方がアンバランスになり、身体全体がゆがんだ状態になってしまいます。すると関節などに大きな負担がかかり、五十肩や腰痛、膝痛に悩まされたり、高齢者に多い腰椎ヘルニアなどに見舞われるリスクも高まります。

また、身体のバランスが崩れると内臓が正しい位置に収まることができなくなり、内臓が圧迫されて働きが低下することもあります。なんとなく息苦しい、胃腸の調子が悪いといった不調は、姿勢の崩れが関係している可能性もあるのです。

「いまさらゆがんだ背骨は治らない」と思う人も多いかもしれませんが、そんなことはありません。いくつになっても、正しい姿勢を意識して立ち、座るようにすれば自然と背骨のゆがみは改善されていきます。

あわせて筋トレをすることも必要です。**背骨を支える筋肉量を増やすとともに、十分な力（筋力）をつけることも必要**となるからです。とくに、体幹と呼ばれるお腹と背中まわりの筋肉を鍛えることが姿勢の矯正には効果的です。

122ページのスクワット、126ページの座って太もも上げ、128ページの上体そらしは正しい姿勢を保つうえでとても有効な筋トレです。

では、次のページで正しい座り方、立ち方をチェックしましょう！

チェック!

正しい姿勢を意識した生活を!

背すじをピンと伸ばす時間を少しずつ長くしていきましょう。
すると自然と猫背が改善されていきます。

1 座り方

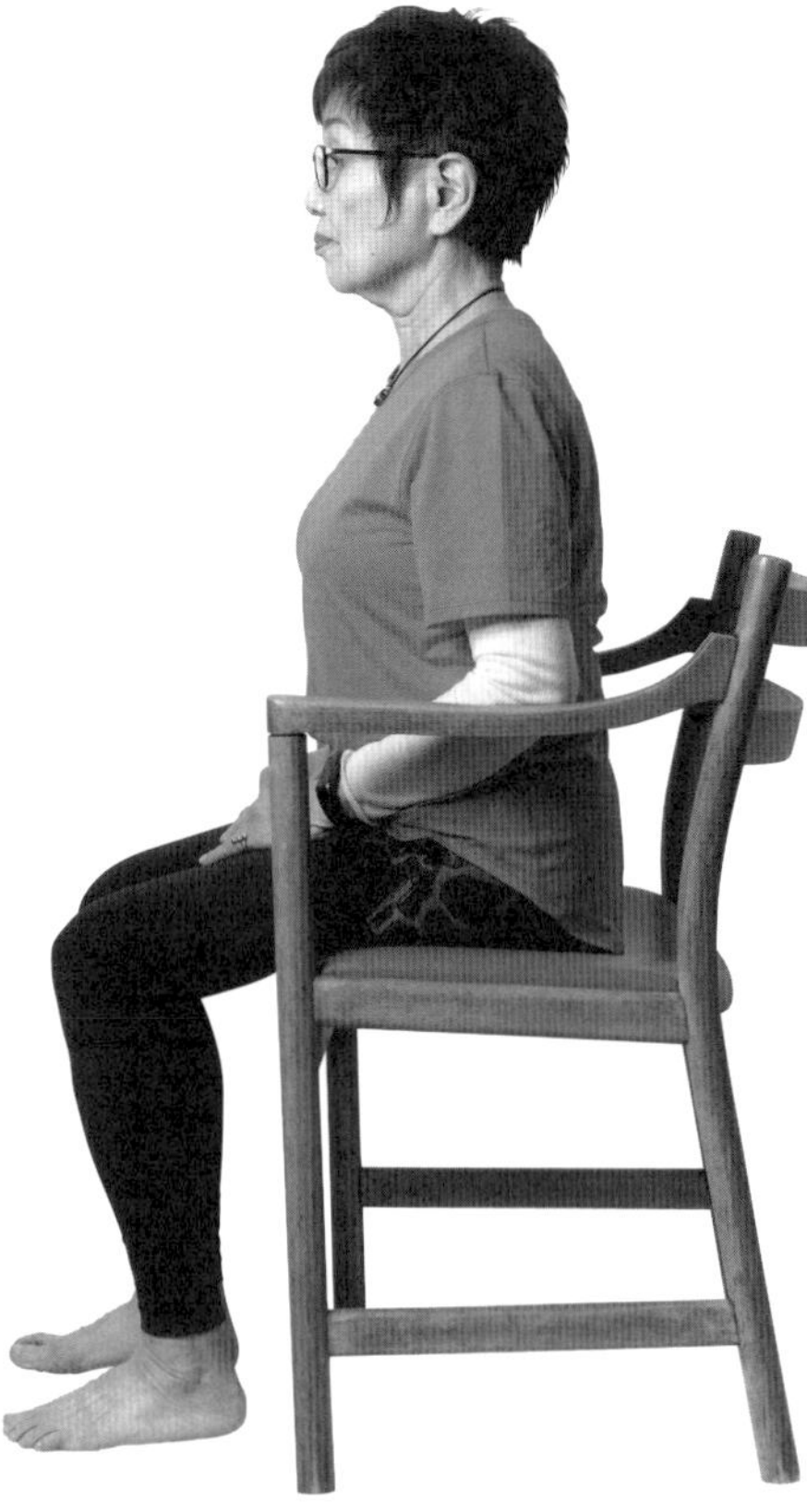

軽く顎を引き、背すじを伸ばします。背もたれに背中をつけないように。イスは膝が直角に曲がるくらいの高さがベストです。

［ ❷ 立ち方 ］

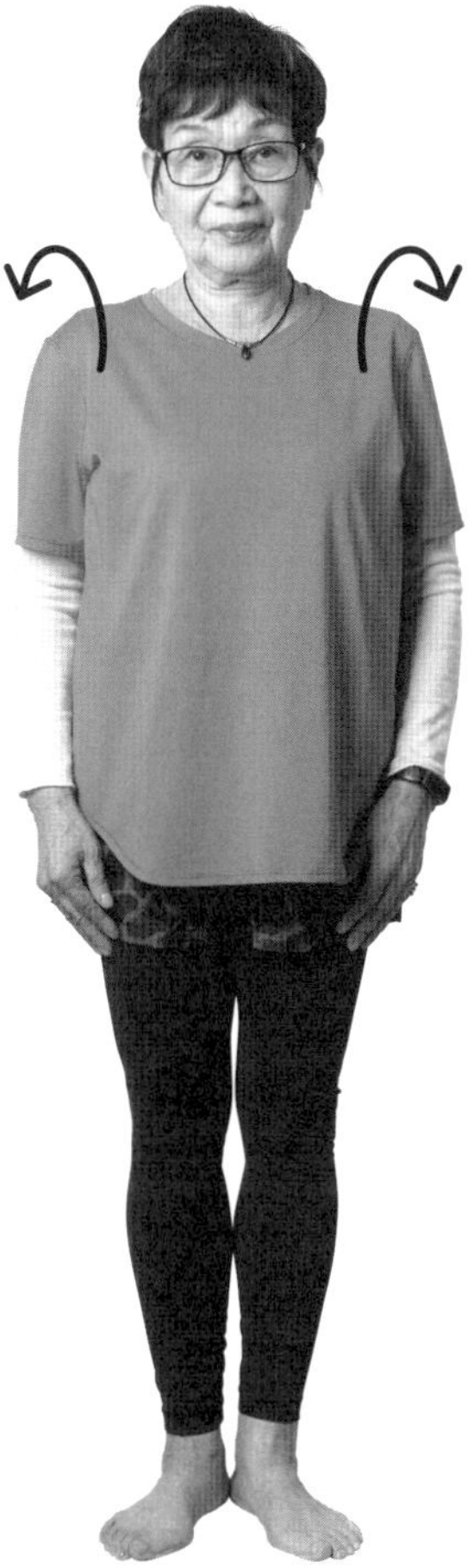

両肩を軽く後ろに引くと自然と背すじを伸ばすことができます。

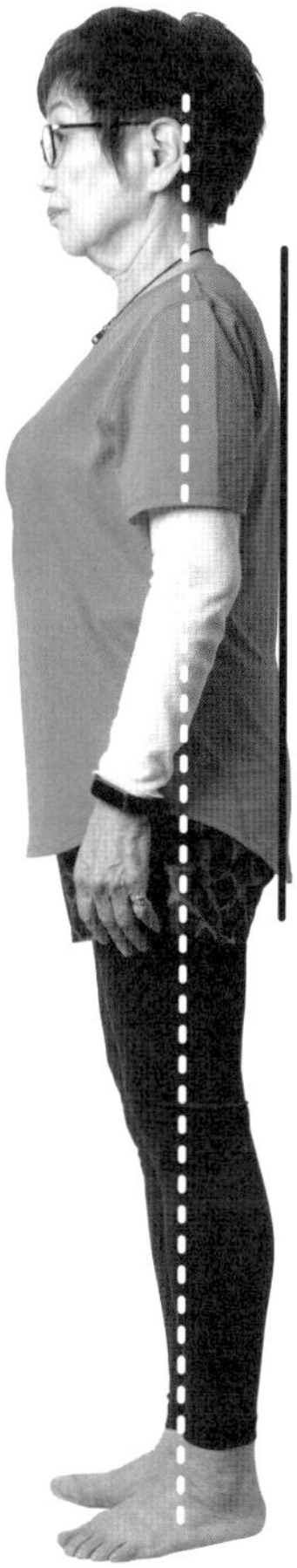

軽く顎を引き、耳、肩、土踏まずがほぼ一直線になるように立ちましょう。

4 ウォーキングは量より質！歩き方の質を高めましょう

厚生労働省の専門家検討会がまとめた「健康づくりのための身体活動・運動ガイド2023（案）」の推奨事項によれば、高齢者に「1日当たり40分（約6000歩）以上」歩くことを推奨しています。

しかし、ただ歩けばいいわけではありません。一概にはいえませんが、**正しい歩き方で歩けば、たとえ3000歩でも、ダラダラ歩きの6000歩よりも高い健康効果を得られることも**あります。「ウォーキングは量より質」と心にとめて歩いてほしいのです。

ちなみに、歩く前には必ず心拍数を測り、いつもより5拍以上速いなど、異常を感じたときには無理に歩いてはいけません。

それでは、歩き方の質を高める方法を具体的に解説します。

①背すじを伸ばして歩く

背中を丸めて、背骨がゆがんだ状態で歩くと足腰の筋肉や関節に無理がかかり、痛めてしまうおそれがあります。

②心拍数が上がるスピードで歩く

心拍数が100～110拍くらいまで上がる程度のスピードで歩きましょう。安全に歩くためにも、時計のように腕につけるだけでつねに心拍数が測れる心拍計を使用して歩くことをおすすめします。

③歩幅を広げて歩く

歩幅はいつもより2～3㎝ほど広くして歩く練習をしてみましょう。1-2-3の3歩目の歩幅を広くするなど工夫すれば、次第に筋肉も増え、速く歩けるようになります。

④無理なく歩数を増やす方法

1日5000歩以下しか歩いていないという方は1日10分のウォーキングをプラスすると約1000歩が増やせます。続けて歩かなくても、コマ切れで歩いても大丈夫です。

次のページで正しい歩き方をチェックしましょう！

チェック！

正しい歩き方

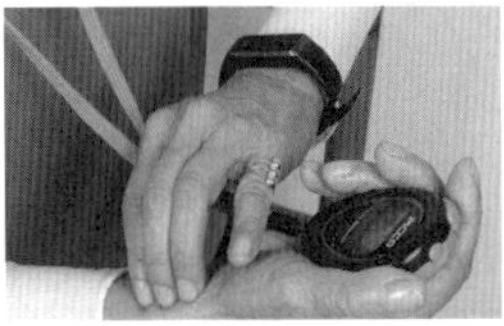

背すじを伸ばし大股で
速く歩くことを意識するとウォーキングの
健康効果は飛躍的に高まります。

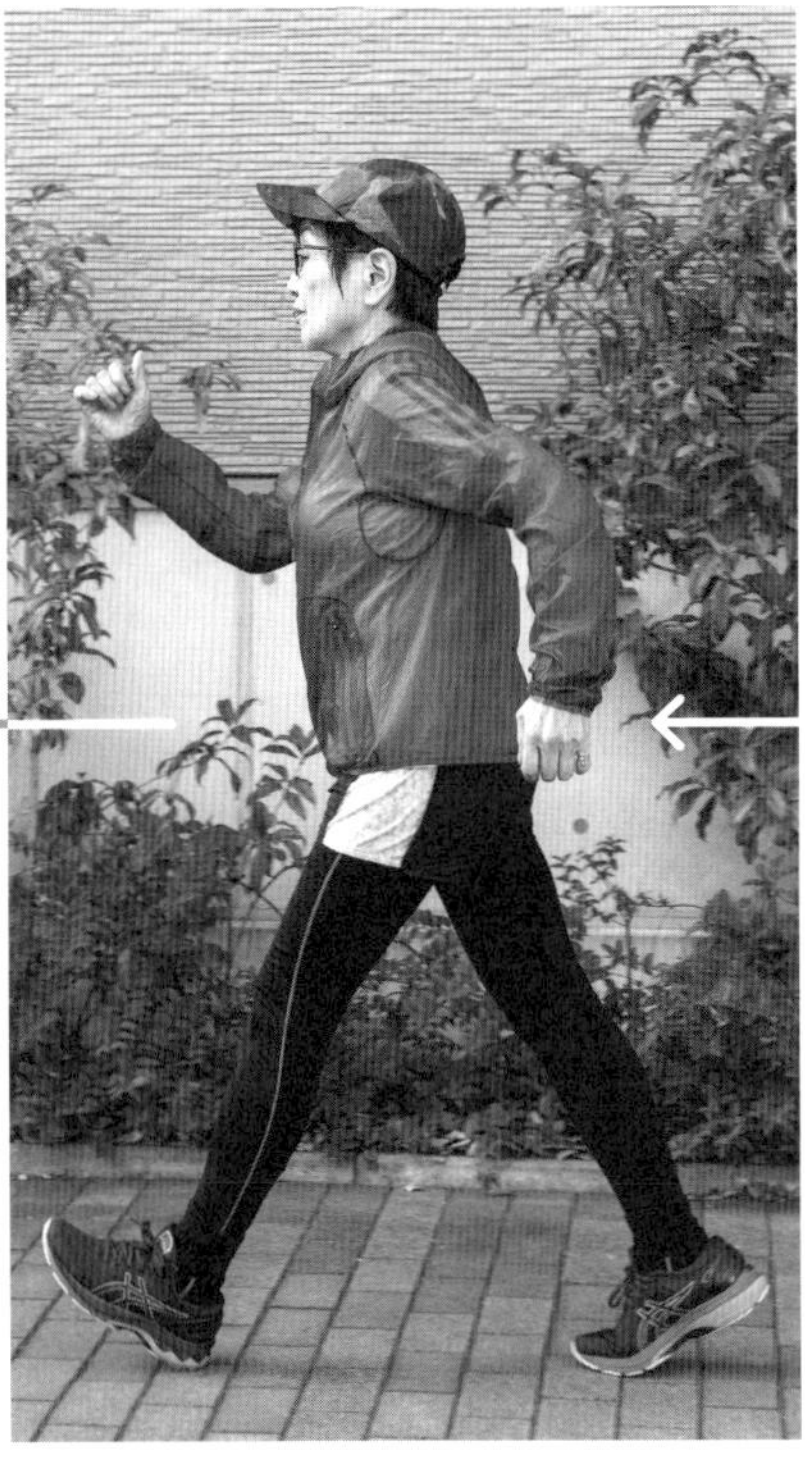

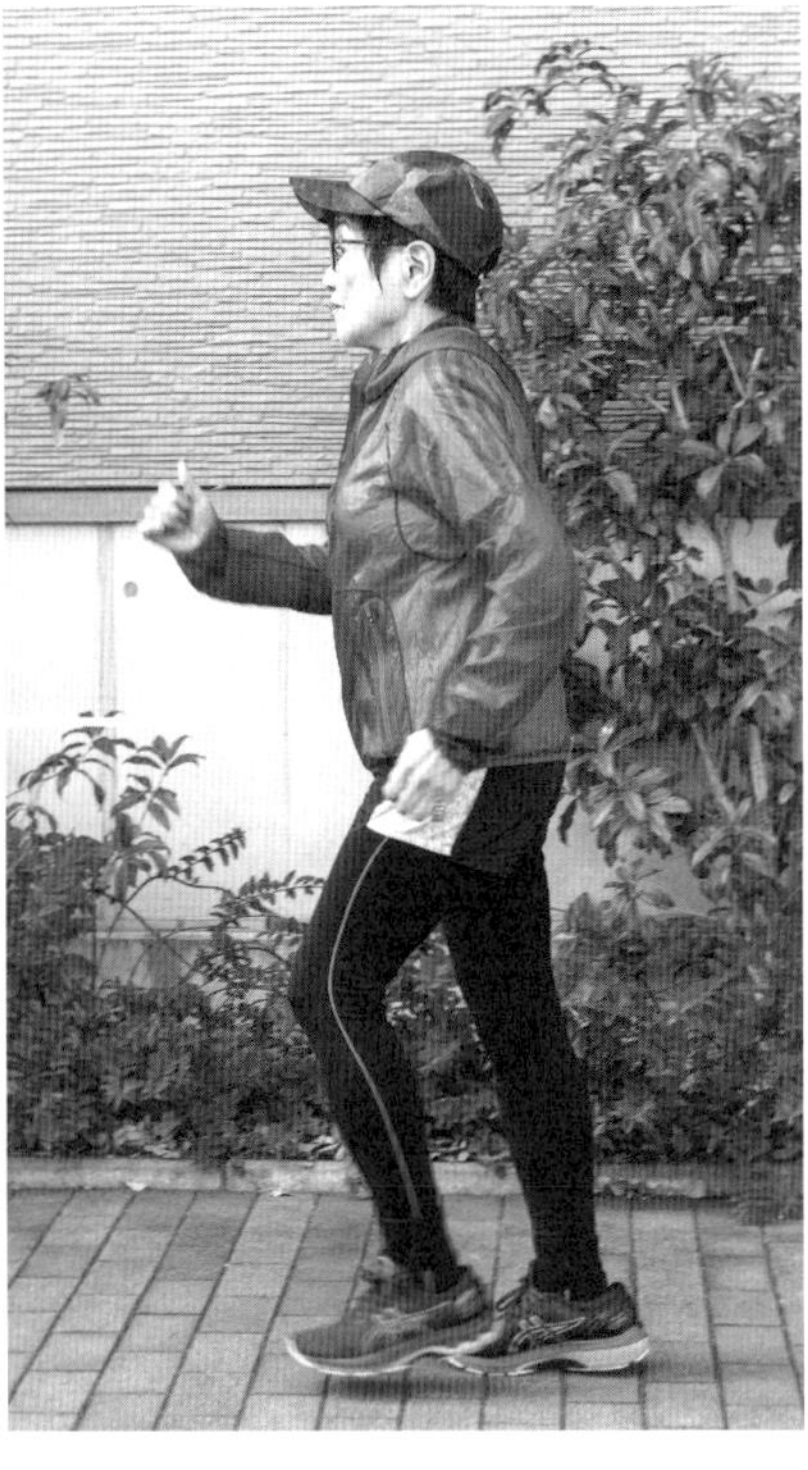

腕を大きく振り、片脚を大きく前に踏み出し、カカトで着地する。

背すじを伸ばし、肩の力を抜き、両腕を軽く曲げる。目線はまっすぐ前に。

脈拍の測り方

人差し指、中指、薬指の3本の指の爪に近い敏感な部分を、腕の内側（脈を感じる部分）に当てて計測します。15秒計測して4をかけてもいいのですが、より正確を期するなら1分間測りましょう。

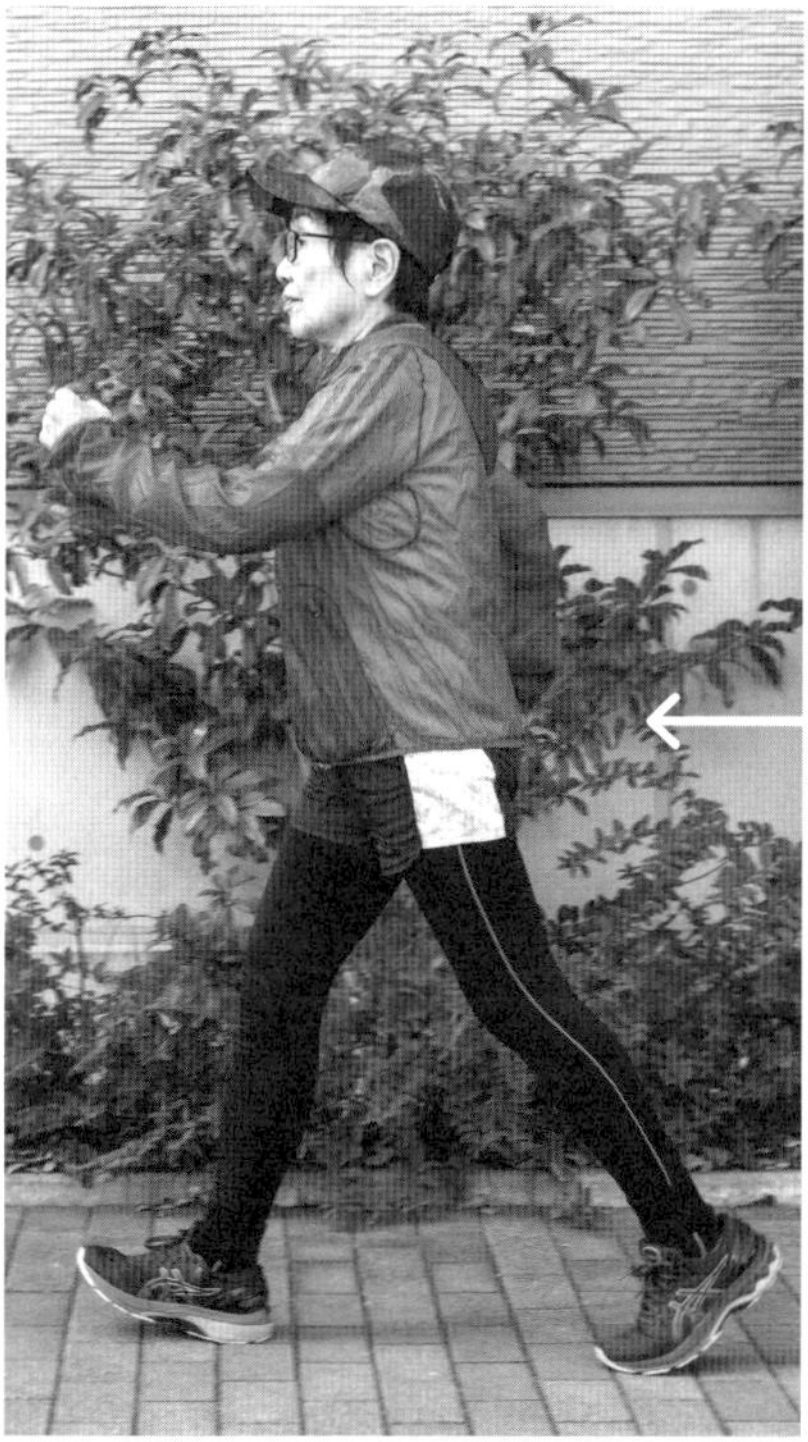

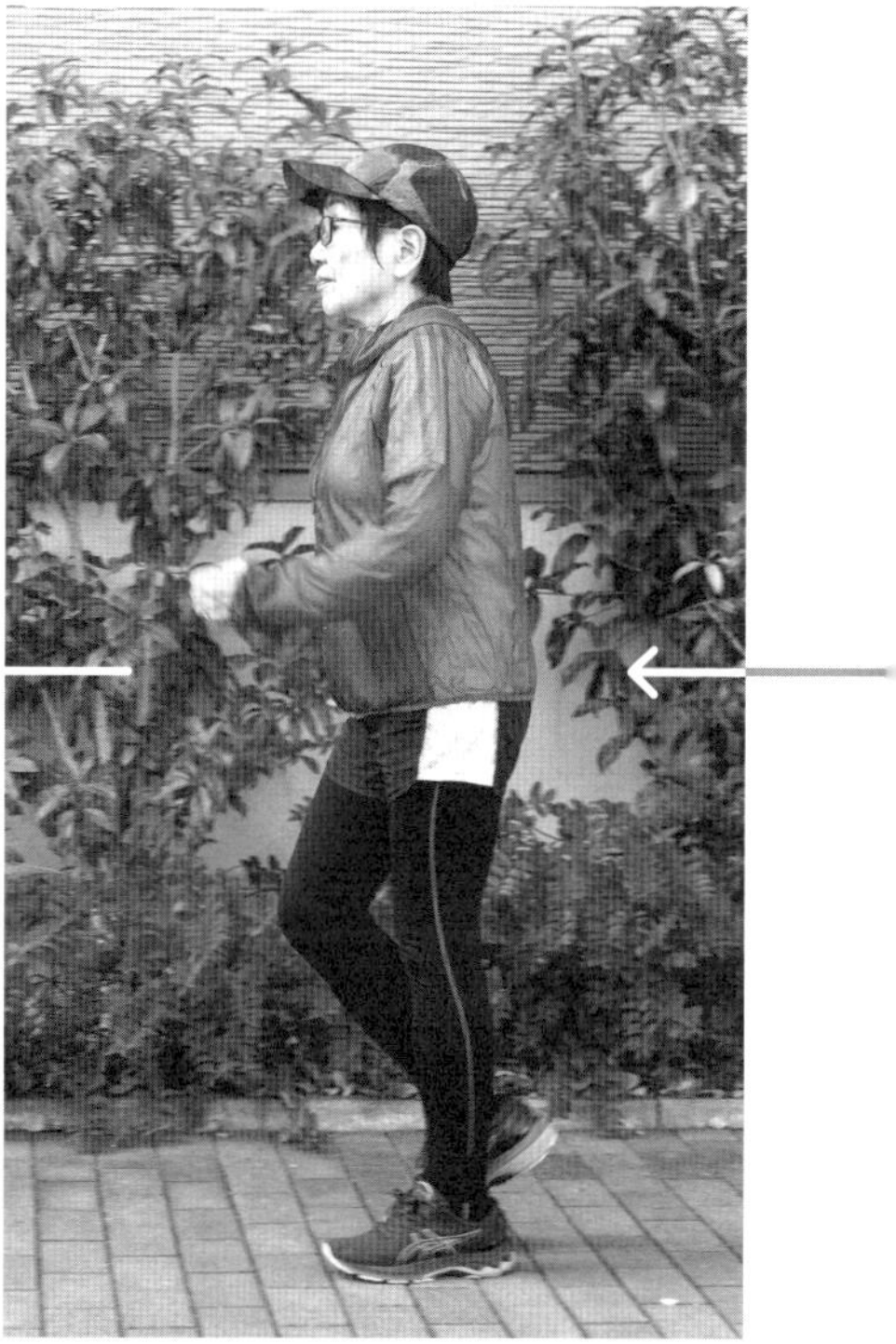

同じ要領でカカトで着地する。着地時に背中が丸まらないように注意する。

着地した脚が身体の真下にきたら、その脚を軸にしてもう一方の脚を踏み出す。

5 心をスッキリとさせるには運動が一番！

私の最高のストレス解消法はスロージョギングです。雨の日や終日仕事で外出しなくてはならないような特別な事情がないかぎりはスロージョギングを30〜60分するようにしています。

スロージョギングに限らず、運動は、気持ちが沈んでいるとき、やる気が出ないとき、イライラしているときなどには効果てきめんです。運動をした後にはモヤモヤしていた頭や心がスッキリして、「さあ、やるぞー！」という前向きな気持ちになっています。

医学的にも、運動にはストレスを軽減して心を前向きにしてくれる効果があることがあきらかになっています。**運動をすると幸せホルモンと呼ばれる「セロトニン」というホルモ**

ンが脳から分泌され、心を明るく、穏やかな気持ちにしてくれる作用があるためです。

ちなみに、私が行っているスロージョギングですが、福岡大学の教授を務められていた田中宏暁先生が考案したもので、高齢の方でも取り組める運動として国内外で注目を集めています。

田中先生はスロージョギングのさまざまな健康効果を日本体力医学会などで発表し続けてきた方です。私も日本体力医学会の早朝ランニングの会などでも田中先生たちと一緒に走っていたのですが、日本国内ではなかなかその効果が認められませんでした。

ところが、海外の学会で田中先生が発表すると高く評価され、日本でも２００９年にＮＨＫの番組で紹介されたことをきっかけに、さまざまなところから取り上げられるようになり、その高い健康効果が認められて現在に至っています。

次のページでは、スロージョギングの実践法を解説します。皆さんもぜひ試してみてください。

誰でもできる

スロージョギング

運動経験がよくなくても取り組めるスロージョギング。
正しい走り方をマスターして、健康効果を高めましょう。

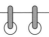

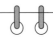

スロージョギングの特徴

① 笑顔で話せる
ニコニコペースで体力アップ。

② 姿勢の維持や歩行に欠かせない
筋肉を鍛えられる。

③ 多くの筋肉に刺激を与えることで、
生活習慣病の予防や改善、脳活性に。

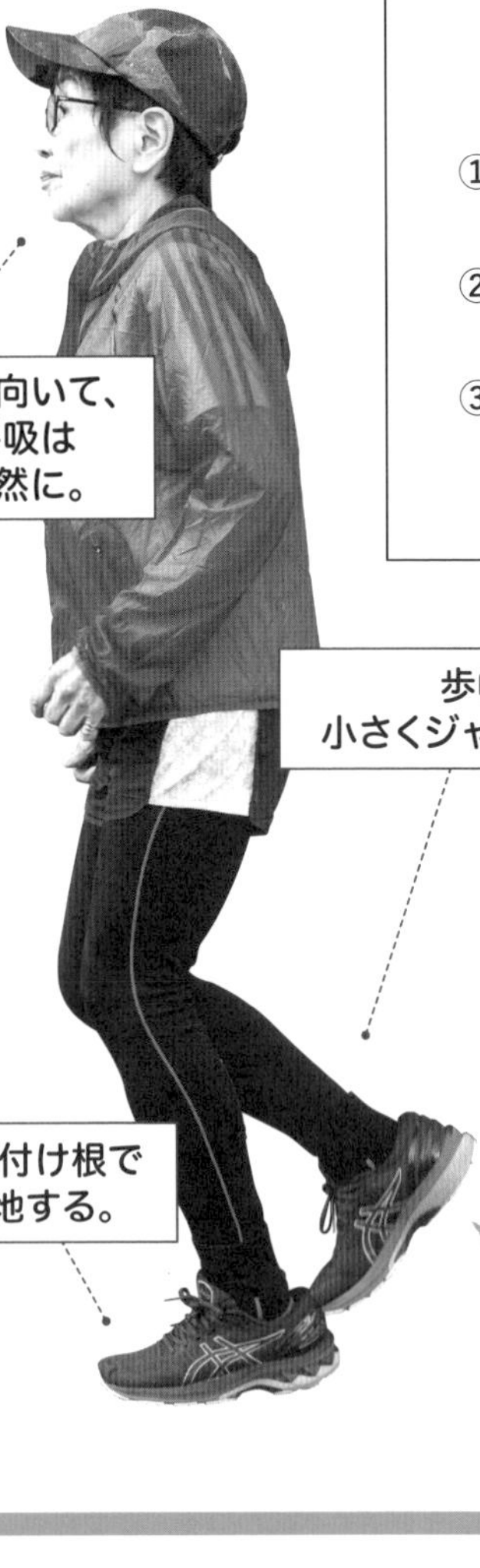

前を向いて、
呼吸は
自然に。

歩幅は10〜40㎝。
小さくジャンプをするように走る。

指の付け根で
着地する。

シューズについて

正しく、ケガなく走るためにもスロージョギングやウォーキングのときには、適したシューズを履くことが大切です。スロージョギングのときにはカカトが薄めのスポーツシューズを、ウォーキングのときにはカカトが厚めのウォーキングシューズがおすすめです。

ポイントはフォアフット

→ **指の付け根で着地しよう！**

その場でジャンプ！

その場で軽くジャンプをしてみましょう。そのとき着地した部分がフォアフットです。

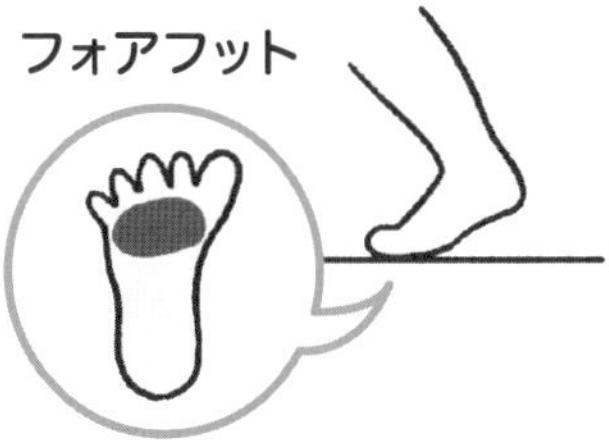

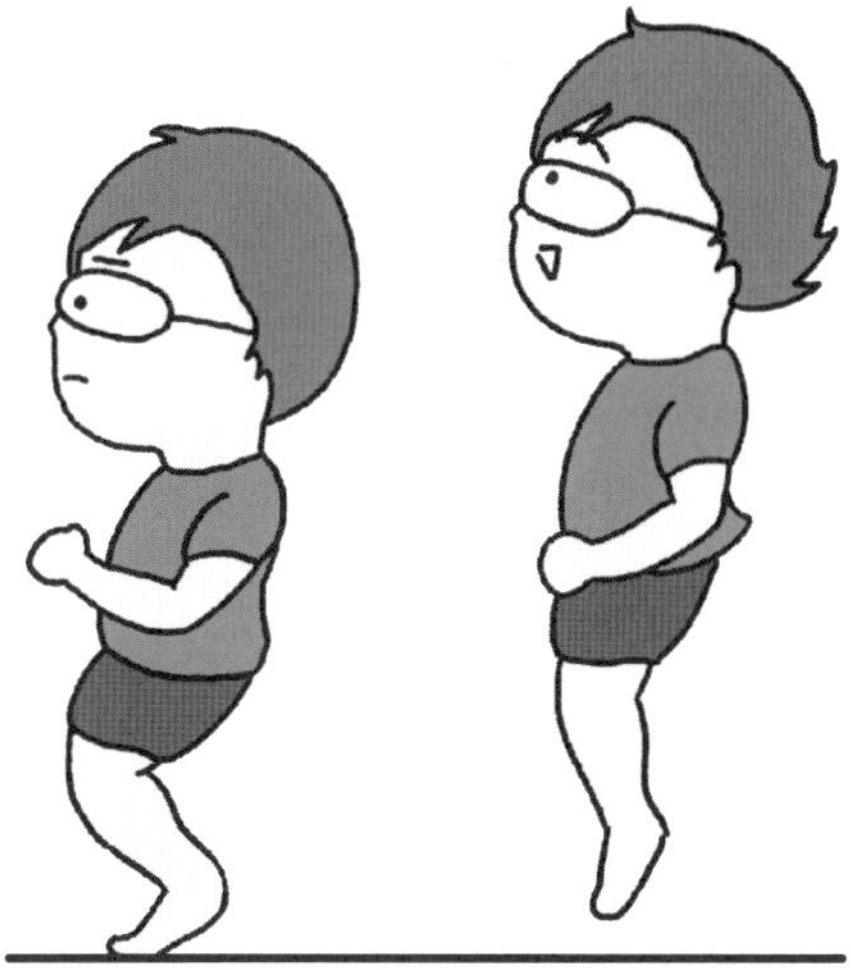

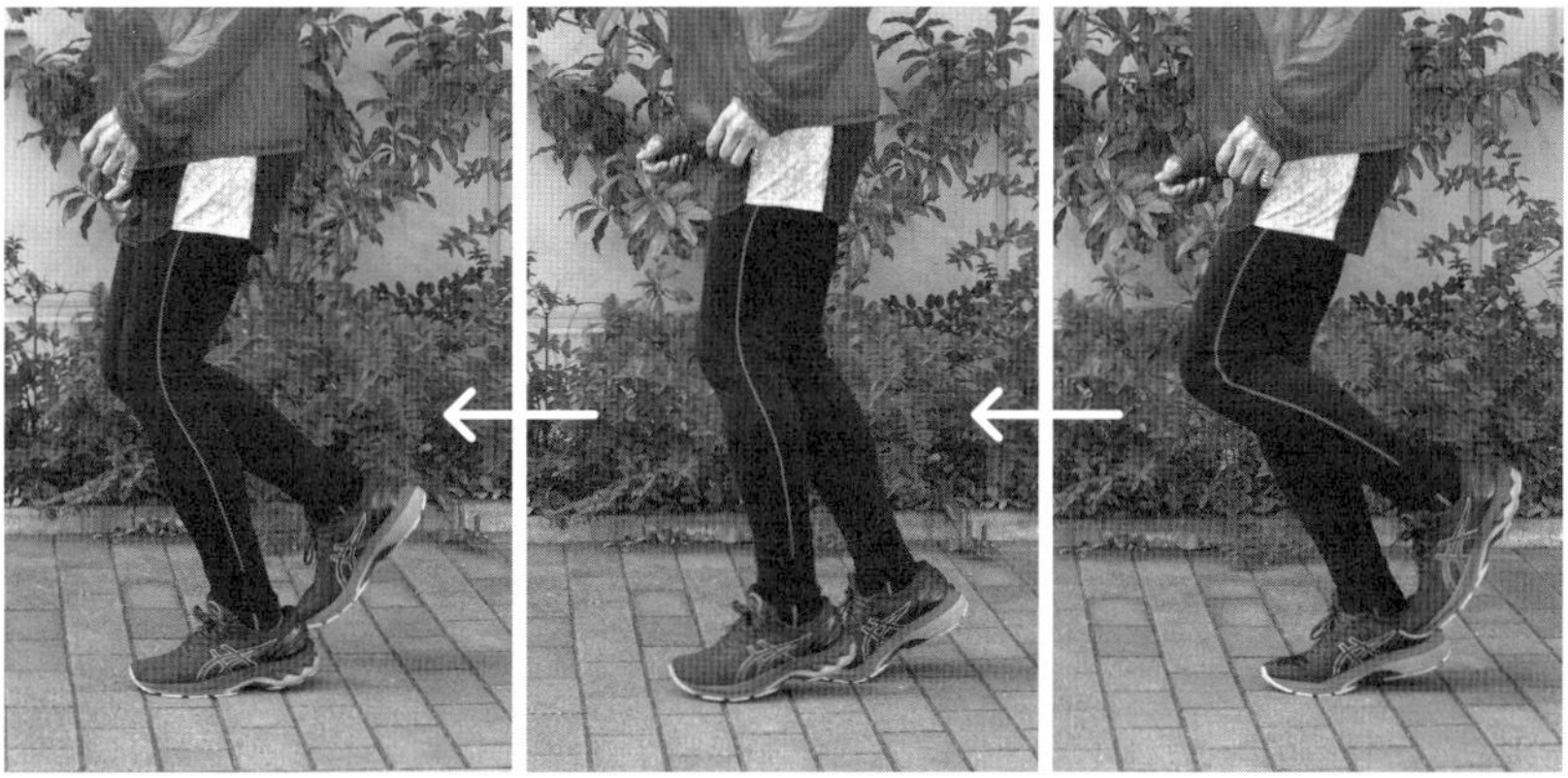

軽くジャンプをするイメージでリズミカルに脚を前に踏み出します。歩幅は歩くときよりもずっと小さく。目安は10～40㎝です。**身体の真下、足裏の前側（前足部）**で着地すると、自然と小刻みに歩を進められます。カカトやつま先で着地しないように注意。

6 心を癒す！ 生花は単なる飾りじゃない

私は子どものころから花が大好き。花を見るとリラックスできるのです。そのため、つねに玄関、リビング、お風呂場、トイレなど、家中に花があります。

こだわりは生花を飾ることで、造花はいっさいありません。実は、**生花には心の癒し効果がある**ことが医学的にもわかっていて、オフィスに生花や観葉植物を置くだけで、就労者のストレスが緩和されて作業効率も上がったというデータも報告されています。道端に咲いている花を見ると、いつも「見事に咲いていていてキレイだね！」と話しかけています。

皆さんも好きな生花をお気に入りの場所に飾り、イライラしたときなどにボーッと眺めてみてはいかがでしょうか。

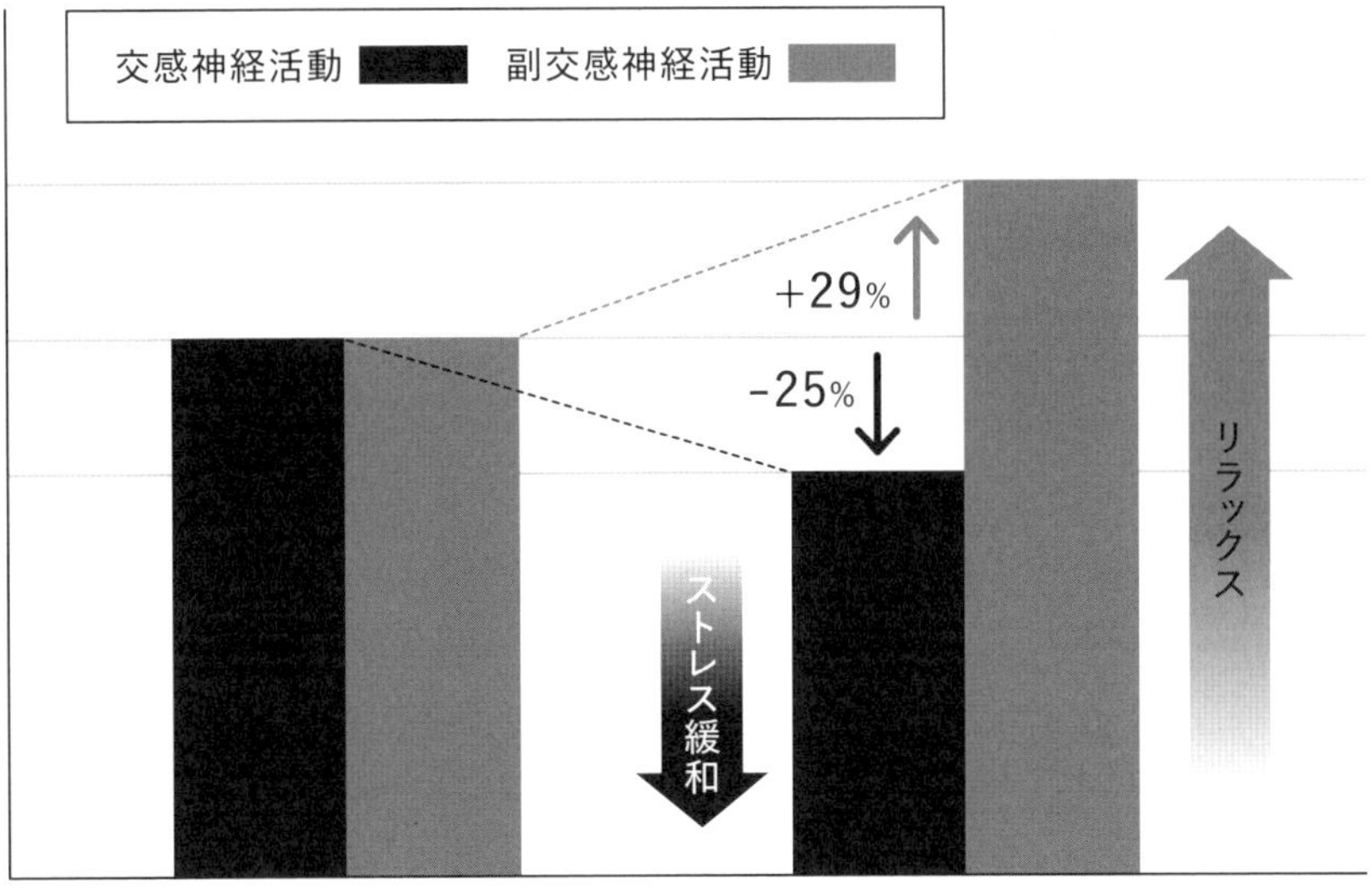

生花の癒し効果

生花が飾ってある部屋で過ごすとストレスを感じることで活発になる交感神経の活動が25%抑えられ、逆にリラックスをしたときに働く副交感神経の活動が29%高まることがわかっています。

出典：千葉大学環境健康フィールド科学センター「花の癒し効果って本当にあるの?」

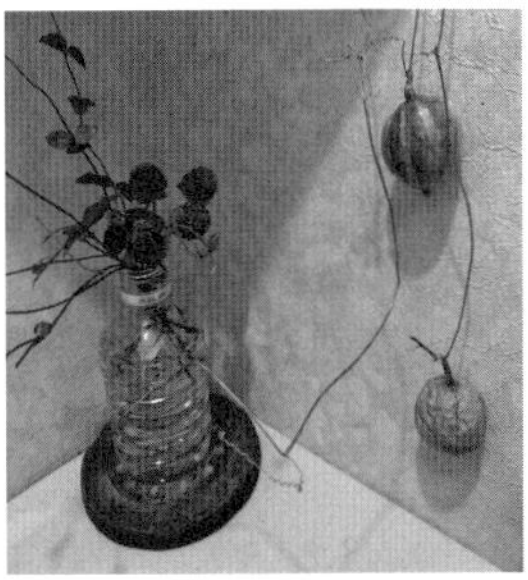

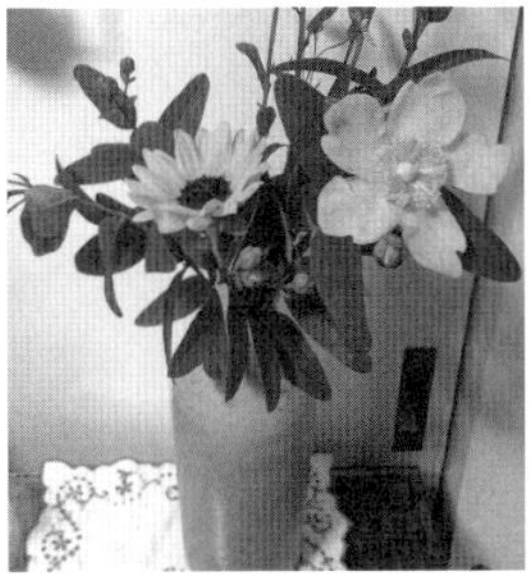

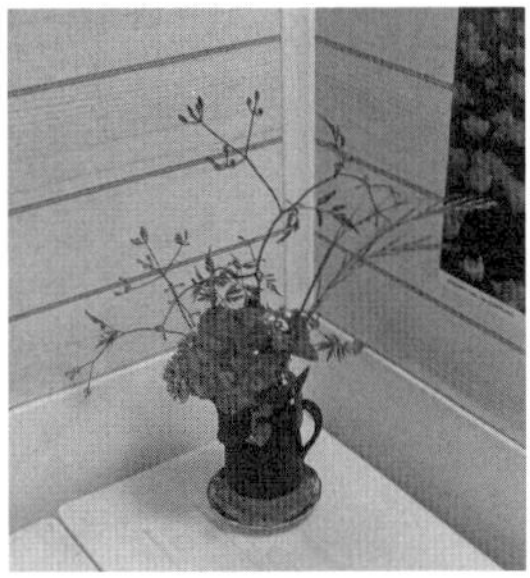

生花で元気に！　子どものころから花が大好き。玄関に限らず、窓辺や浴室、そこかしこに花を飾っています。

7 料理は最高の脳トレ

私の趣味のひとつが料理です。大学の教員時代の若いころ、時間があると学生たちを自宅に呼んでは一緒に食事を楽しみました。

子どもを育てているときは超多忙でできませんでしたが、昔からメニューを考えて、材料をそろえ調理をする、彩りよく盛りつけて、どんな器にするか考えるのも大好きでした。

必ずしも絶品とはいえなかったかもしれませんが、大盛りの器が空になるうれしさは格別です。**頭をフル回転させ、料理を考える**のは楽しいものです。いまはひとりで住んでいますが、ほぼ外食はしていません。

料理は楽しい脳トレで、たしかに認知症の予防にも有効だと思います。ただし私の場合は、自己満足でおもしろがっているだけかもしれませんが。

ちなみに、**食材を買い出しにスーパーへ行くことは、身体を動かすいい機会**でもあります。どうせひとり暮らしだから、どうせ夫婦ふたりだから、量もたいして食べないから出来合いのもので十分……なんて思わずに、積極的に楽しく料理をしましょう。

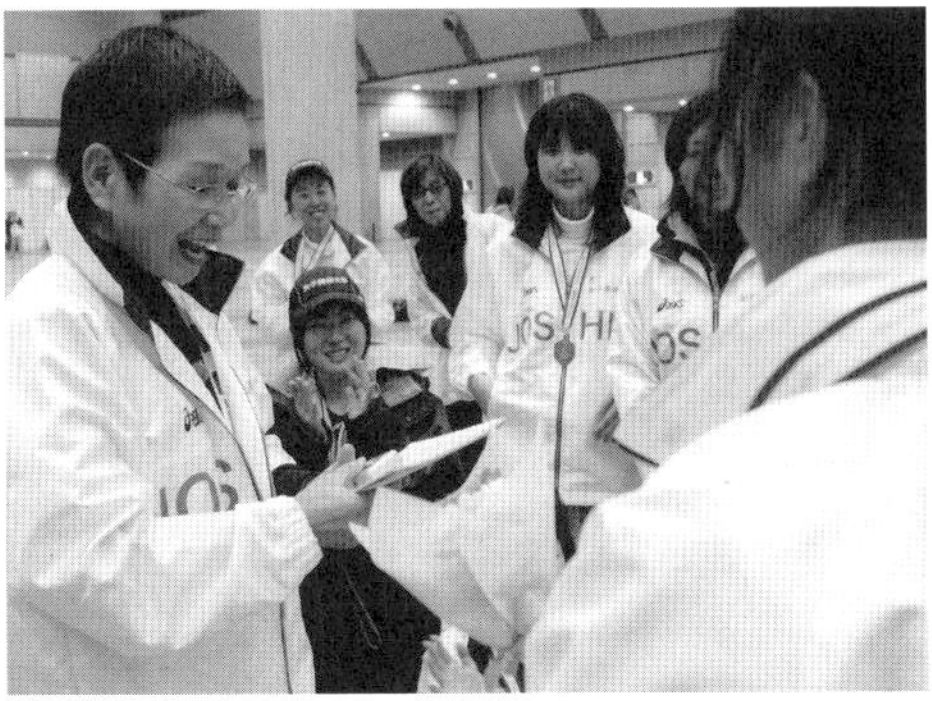

東京マラソンに参加したときの完走メダルを胸にした学生たちと。美大生といえども体力のある彼女たちは食欲旺盛！

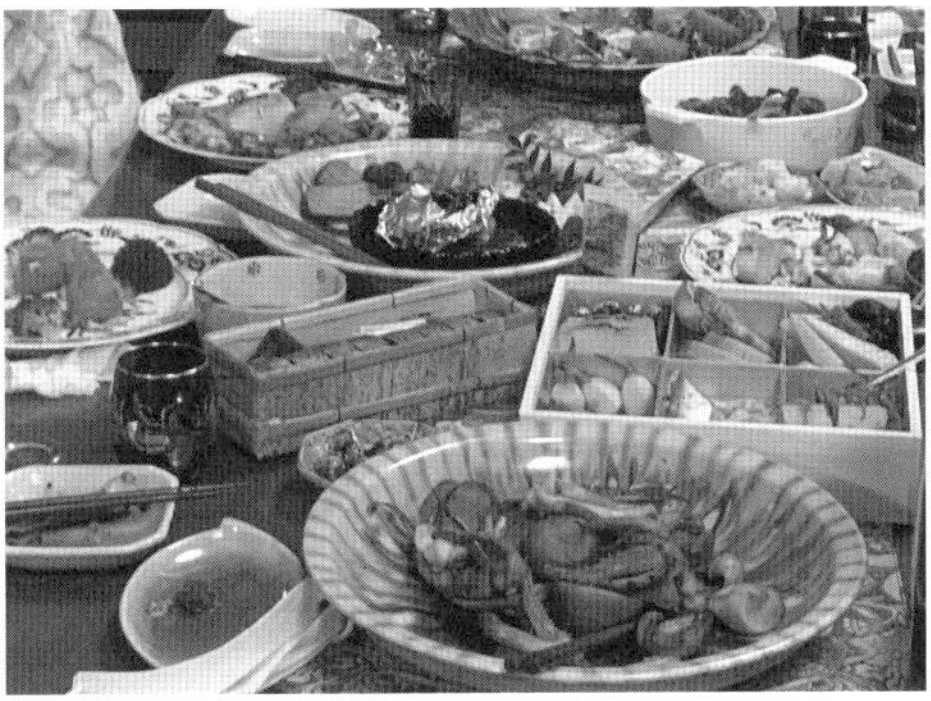

教員時代は、よく学生たちと食卓を囲みました。大勢で食べると、なんでも美味しく感じます。

8 「未病」を発見できるのは自分だけ

自分の身体の声に耳をすまして、「未病」と呼ばれる病気の一歩手前の段階で微細な症状を発見することが元気で長生きする秘訣です。38ページの朝の過ごし方のところでも紹介しましたが、**私は毎日、体重を量ったり、軽い運動をしながら身体からのSOSを見過ごさないようにチェック**しています。

高齢になると、かかりつけ医がいるという方が多くなりますが、「かかりつけ医がいるから安心」と思ってはいけません。かかりつけ医はあくまでもいま困っている症状を治してくれる存在で、未病を発見してくれる存在ではありません。**未病を発見できるのは自分しかいない**のです。

ちなみに、体重を量るときに使用するとよりよいのは体重だけではなく、筋肉や体脂肪の量が測定可能な体組成計です。体脂肪が増えたら甘いものや脂肪の多い食品を控える、意識的に身体を動かすようにする、筋肉量が減ってきたことがわかったら筋トレをしたり、タンパク質を含む食品を多めに食べるなど、自己管理がしやすくなります。

また、**心拍数や血圧を測ることも未病を発見する手がかり**となります。

このとき守りたいのは、①毎日、ほぼ同じ時間に計測すること、②記録に残しておくことです。記録をつけておくと、いつもより血圧が高い、心拍が速いなどの異常がすぐにわかります。かかりつけ医も日々の記録を見ることができれば、より適切に対処することができるはずです。

体組成計を活用しよう！

体組成計は身体に微弱な電流を流して計測をするため、体内の水分量が多すぎたり少なすぎたりすると正しく計測できません。食事の前後を避け、いつも同じ条件ではかりましょう。

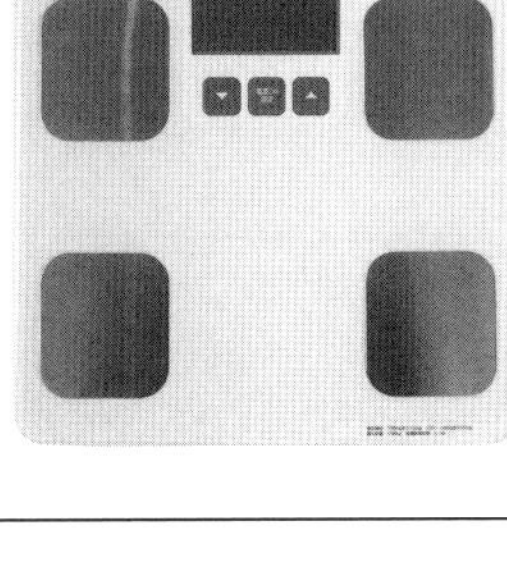

9

手帳を予定で埋め尽くすと前向きになれる

とてもありがたいことですが、現在、高齢者の貯筋運動や筋トレ教室、安全登山のための身体作り、社会人の学び直しのためのリカレントカレッジの講師など、私は80歳をすぎたいまでもさまざまな場面で仕事があります。そのため、私の手帳はほとんど空白がないほどびっしりと予定が書き込まれています。

実は、この真っ黒なスケジュール帳が私の元気の秘訣だとも思っているのです。**先々の予定が決まっていると体調を崩せないと思い、健康管理を重視**します。

忙しすぎると、今度の講演には何を話そうかと内容を吟味したり、準備は間に合うかと心配になったり。慣れているとはいえストレスがかかることも事実です。それでもストレスは脳へのいい刺激と思えば、忙しい状況もありがたいと思えてきます。

「仕事はしていないからスケジュール帳なんかいらない」と思ってはいけません。外食する、買い物に行く、友人と会う、公園で運動をするなど、書き込むことはどんなことでもＯＫです。**先々の予定を決めておくと、それに向けて体調を気遣ったりもするものです。下手なサプリメントよりもスケジュール帳の健康効果は抜群**です。皆さんもスケジュール帳を予定で埋めつくすことを趣味にしてみませんか？

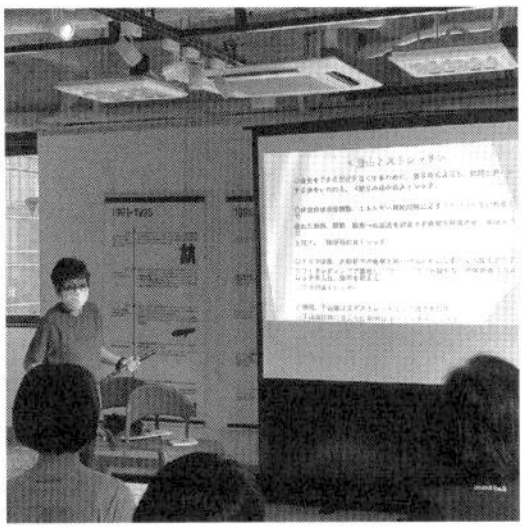

80歳をすぎても講演会や体操教室など、各地を飛び回る生活を続けていますが、先々の予定が決まっていて目標があると「健康に気をつけなくちゃ！」という気持ちがより強くなります。

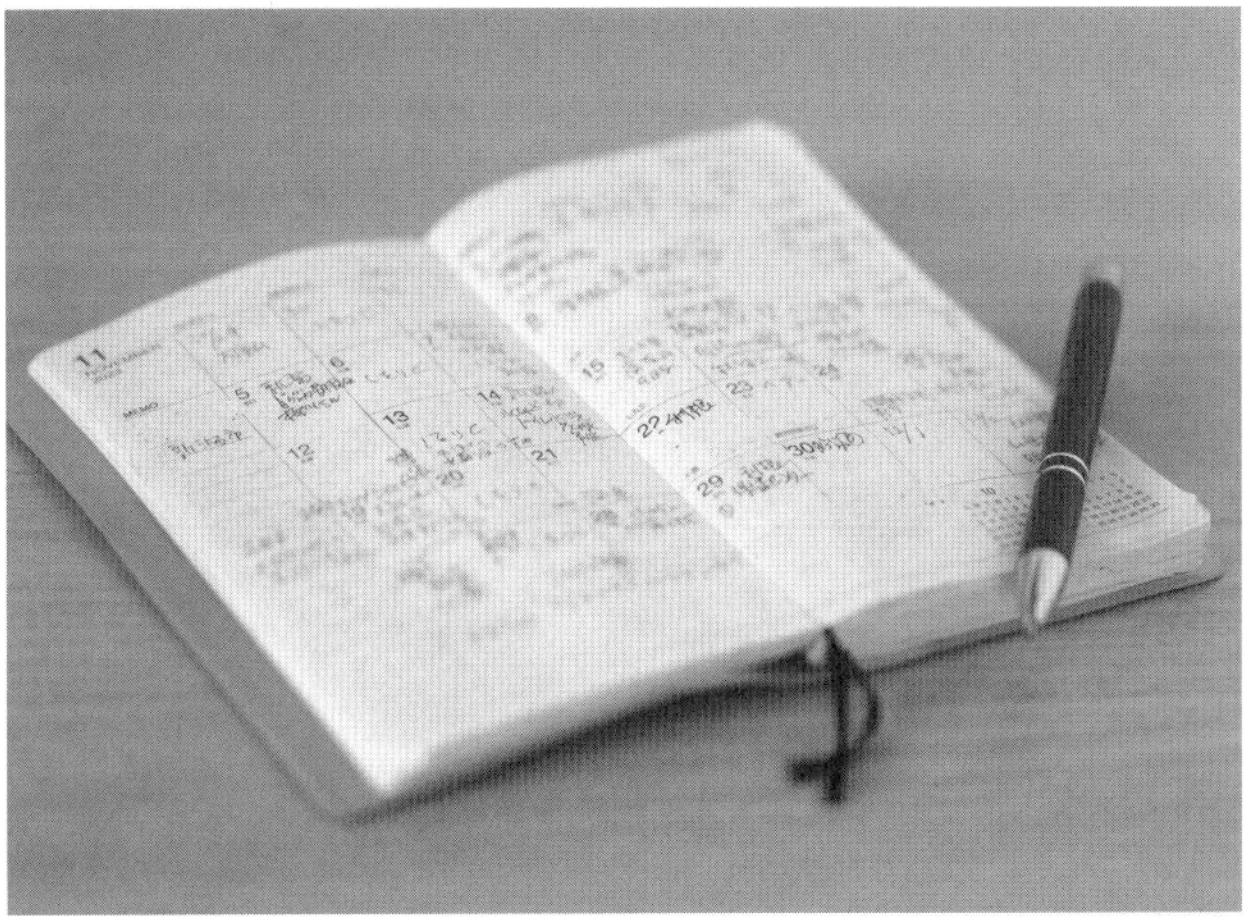

私の手帳は日記がわりなので、使い終えた過去のものも捨てずに保管しています。

10 睡眠不足がサルコペニアの原因に!?

人生の3分の1は睡眠が占めているといわれるほど睡眠は大切なものです。

「あー、もったいない!」と思う人もいるかもしれませんね。しかし、睡眠時間は身体のメンテナンスのための時間帯。決して無駄な時間ではないのです。

脳や内臓、筋肉などの不具合は眠っている間に修復されます。そのため、睡眠時間が足りないと身体にはさまざまな不具合が生じます。

睡眠不足が14ページで解説したサルコペニアの原因になることもわかっています。その理由は、日中に身体を動かして傷ついた筋肉を修復するのが睡眠中だからです。つまり、

睡眠時間が足りずに筋肉が修復されないと、がんばって長い距離を歩いたり、筋トレをしてもその努力が逆効果になりかねないということです。

また、筋肉を作るうえで欠かせないホルモンである成長ホルモンは最初の深い睡眠中に多く分泌されます。**睡眠時間が足りないと成長ホルモンの量が不足して筋肉を作ることができなくなってしまいます。**

ほかにも、免疫力を低下させて病気にかかりやすくなったり、太りやすくなったり、イライラしやすくなったりと、睡眠不足の害は数えきれないほどたくさんあります。

ただし、寝すぎも健康リスクが高くなることがわかってきて、高齢者の場合は8時間を限度とすることが推奨されています。

80歳をすぎた私の睡眠時間は7〜8時間。筋肉をよく使い、1日の歩行数も月平均では8000歩以上です。ただし、一日中動き回ると以前のように疲労回復ができず、体調がよくないと実感するようになりました。そんなときには、時間があれば昼寝をすることもあります。

11 深呼吸ひとつで身体も頭もスッキリ！

私が筋肉の大切さを強調するのは、サルコペニアの予防のためだけではありません。

たとえば、呼吸と筋肉には深い関わりがあります。筋肉でできている心臓のような臓器とは異なり、肺は自分で動くことができない臓器で、肺のまわりにある呼吸筋という小さな筋肉が動くことで膨らんだり縮んだりすることができています。その呼吸筋が衰えたり、硬くなると呼吸が浅くなって身体が酸素不足になってしまいます。

酸素は、体内でエネルギーを作り、臓器や筋肉を動かす原動力となります。**酸素が足りなくなると、慢性的な倦怠感、肩こり、集中力の低下、イライラなど、さまざまな弊害が発生します。**

呼吸筋の衰えを防ぐためには、47ページで解説したような正しい姿勢で立ち、動くことが大前提。背中が丸まると肺が膨らむことができなくなります。加えて、深呼吸をすると呼吸筋を鍛え、硬さをとることもできます。

1日何回でもいいので、気づいたら胸を大きく開いて深呼吸を行ってください。すると、新鮮な酸素が全身に行き渡り、頭がスッキリして、身体も軽くなるはずです。

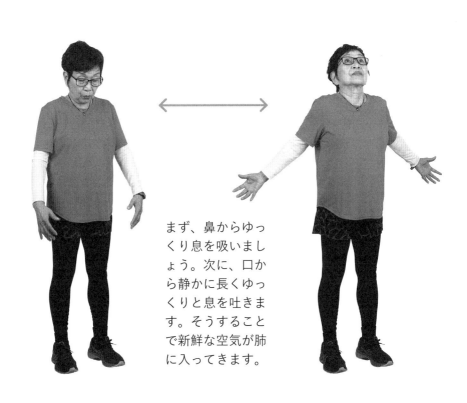

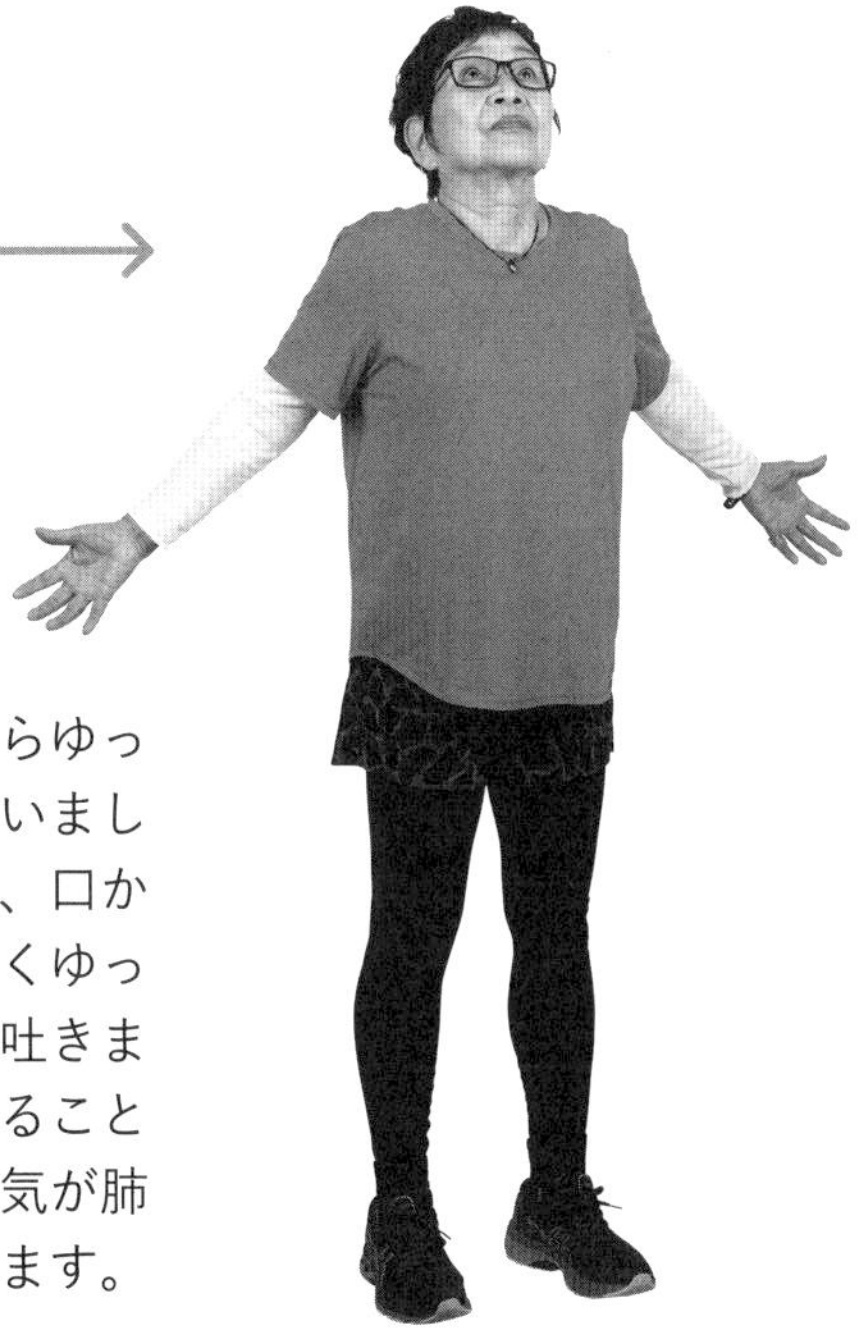

まず、鼻からゆっくり息を吸いましょう。次に、口から静かに長くゆっくりと息を吐きます。そうすることで新鮮な空気が肺に入ってきます。

生き抜く

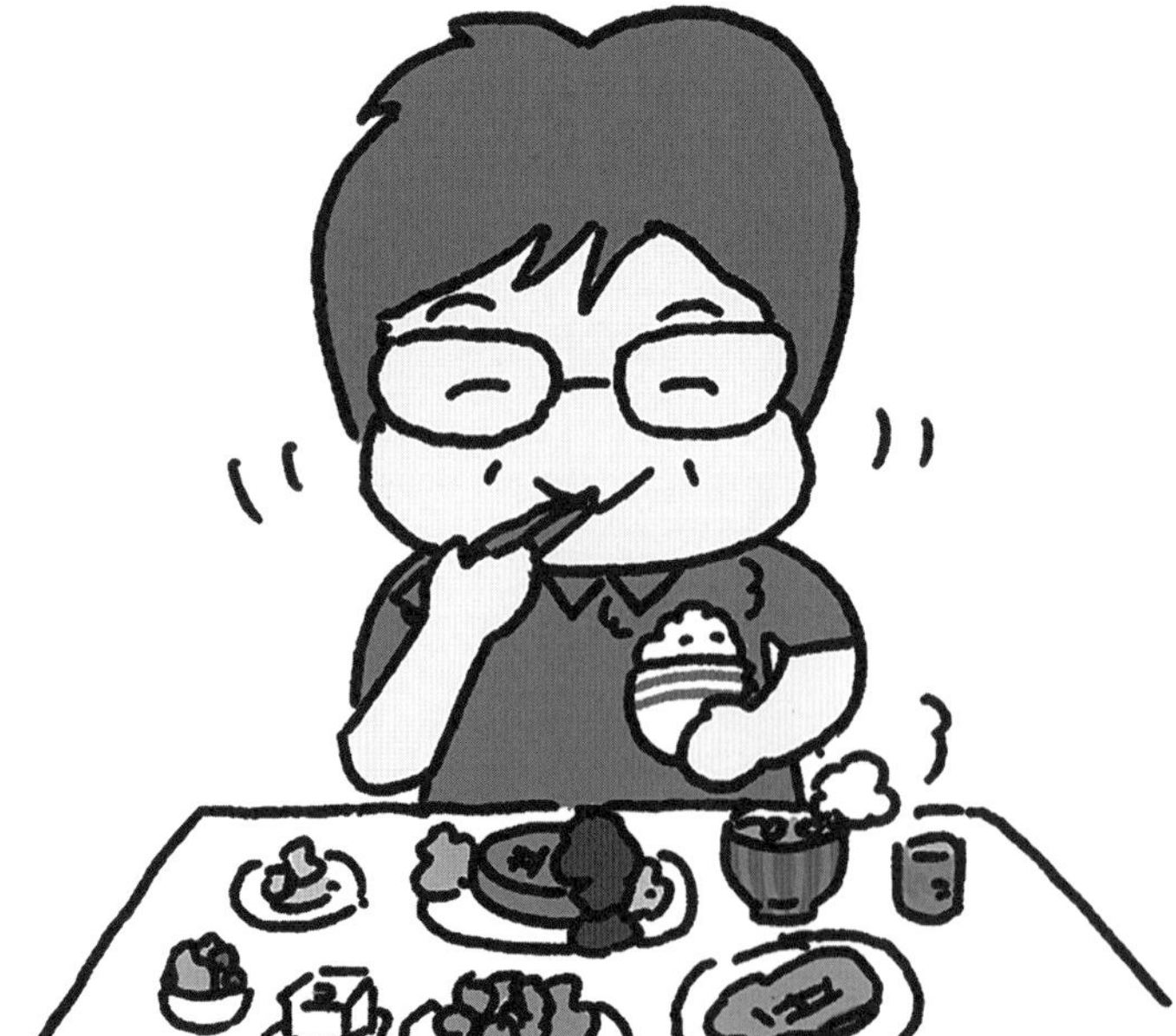

第2章

自分の力で食べ方

見た目も中身も年齢より若く見える方たちは、食欲旺盛なだけではなく、「どんなものを食べればいいのか?」と、その都度頭を使って食事をしています。はじめは面倒かもしれませんが、続けるうちに、考えることが楽しくなってきます。そうなったらしめたもの! 自然と体調がよくなり、食べることもよりいっそう楽しくなるはずです。

1 筋肉を増やす食べ方とタンパク質を意識した食事

タンパク質は髪の毛や皮膚、骨、内臓、血液など、身体のあらゆる組織の材料となる栄養素です。人間の身体は水分が約60〜70％（高齢者は50〜60％）、タンパク質が約20％を占め、残りを脂質や糖質、ミネラルなどが占めています。

なかでも筋肉はタンパク質なしには成り立たない組織です。そのため、タンパク質が不足すると運動をしても筋肉を増やすことができません。64ページで睡眠中に筋肉が修復されると解説しましたが、そのときにも材料となるタンパク質が足りないと修復が困難になってしまいます。それどころか、**タンパク質不足が深刻になると、身体は筋肉を溶かしてほかの組織の材料として使ってしまう**ことさえあります。

こうしたしくみを知れば、必要十分な量のタンパク質をとることがいかに大切かがわかると思います。

タンパク質は年齢に関係なく、1日のなかで体重1kg当たり1g、朝昼晩の食事で15〜20gずつを目安に摂取することが推奨されています。しかし、多くの高齢者が必要な量をとれていないのが実情です。

タンパク質を豊富に含む魚や肉が「噛みにくい、脂が多い、調理が面倒」ということで敬遠されがちであることが高齢者がタンパク質不足に陥りやすい原因のひとつといわれています。

私も肉や魚は大好きなのですが、若いときに比べると食べる量が落ちています。そのため、いかに効率よくタンパク質をとることができるかを強く意識して食事をするようになりました。

ちなみに、**100歳以上の人たちの多くが魚肉、卵、乳製品など、タンパク質豊富な食品を食べることを心がけている**という調査結果も報告されています。このデータからも、タンパク質が健康長寿の鍵を握ることは間違いないといえるでしょう。

コラム

タンパク質の上手なとり方

ここでは具体的に私が実践している
タンパク質不足を防ぐためのコツを紹介します。
参考にしてみてください。

● 手のひらの大きさの肉や魚を食べる

肉や魚の場合、自分の手のひらと同じサイズのものを食べれば、おおよそ20gをとることができます。

● 薄くスライスした肉、赤身が多く脂身の少ない肉を選ぶ

肉はしゃぶしゃぶ用など、薄くスライスされたものを選ぶと食べやすく、量を食べることができます。また、豚肉なら脂身の少ないロース、牛肉ならモモ、鶏肉ならムネやササミがおすすめです。

● タンパク質を含む食品を先に食べる

野菜やごはんでお腹がいっぱいになってしまう人は、タンパク質を含む食品を先に食べるようにしましょう。

● 肉や魚に乳製品や牛乳、卵をプラスする

毎食、ヨーグルトやチーズなどの乳製品や牛乳、卵のいずれかを食べましょう。

● 赤身魚と白身魚の両方を食べる

魚は赤身魚（カツオ、マグロなど）と白身魚（タラ、ヒラメ、サケなど）の両方をバランスよく食べましょう。

● 豆腐や大豆製品を食べる

肉や魚が苦手な人は納豆や豆腐などの大豆製品を毎食食べましょう。ただし、納豆は1日1パックを目安に。

● まとめどりをしない

タンパク質は一度にたくさんとっても多くが使われずに体外に排出されてしまうので、偏ったとり方では意味がありません。3食均等に、それぞれ15～20gを目安にとりましょう。

タンパク質が豊富な食品

肉類	魚介類
鶏ササミ・ムネ	マグロ、サケ、カツオ
豚ロース・ヒレ・モモ・肩	マサバ、サワラ
牛モモ	エビ

卵類	牛乳・乳製品	大豆・大豆製品
鶏卵	チーズ、ヨーグルト	がんもどき、納豆
うずらの卵	牛乳	豆乳、豆腐、厚揚げ

穀類（主食）	野菜
日本そば	枝豆、そら豆
オートミール	アスパラガス
パンやパスタなど	ブロッコリー

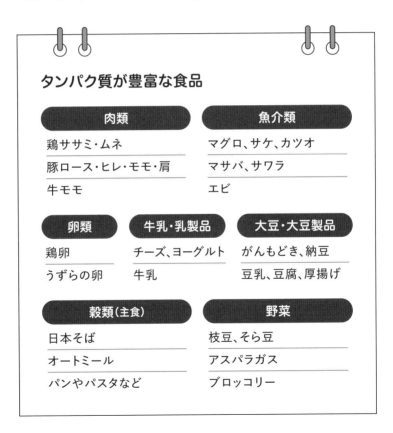

2 速筋タンパクソーセージで手軽にタンパク質不足を解消！

70ページでも解説しましたが、肉や魚など、少量でたくさんのタンパク質がとれる食品の難点は、調理の手間がかかることです。私も仕事が忙しいときには「面倒くさい……」と思ってしまうこともあります。

そんなときに大活躍してくれるのがスケソウダラを原材料とした速筋タンパクと呼ばれるタンパク質がとれる「速筋タンパクソーセージ（ニッスイ）」です。

これはいわゆる魚肉ソーセージなのですが、ほかのものとの大きな違いはスケソウダラの身に多く含まれる速筋タンパクというタンパク質がとれるという点です。

毎日、スケソウダラの速筋タンパクを摂取すると、特別な運動を行わなくとも筋肉が増加する、加齢にともない減少しやすい太ももやふくらはぎ（下肢）の筋肉量が増加しやすい

という実験データも報告されています（左の図参照）。

また、スケソウダラの速筋タンパクは身体のなかで効率的に利用されます。私がよく食べている速筋タンパクソーセージこそ、高齢者が食べるべき食品だと思っています。**スケソウダラが原料となっている食品は、かまぼこやカニカマ、さつま揚げ、ちくわ**など、身近で手軽にとれるものが多いこともポイントです。とくに、食が細くて量が食べられない、歯が悪くて肉が食べられない、魚の骨が気になる、という人は積極的に取り入れてみてはいかがでしょうか。

四肢の骨格筋量（SMI）・体重・握力の変化量

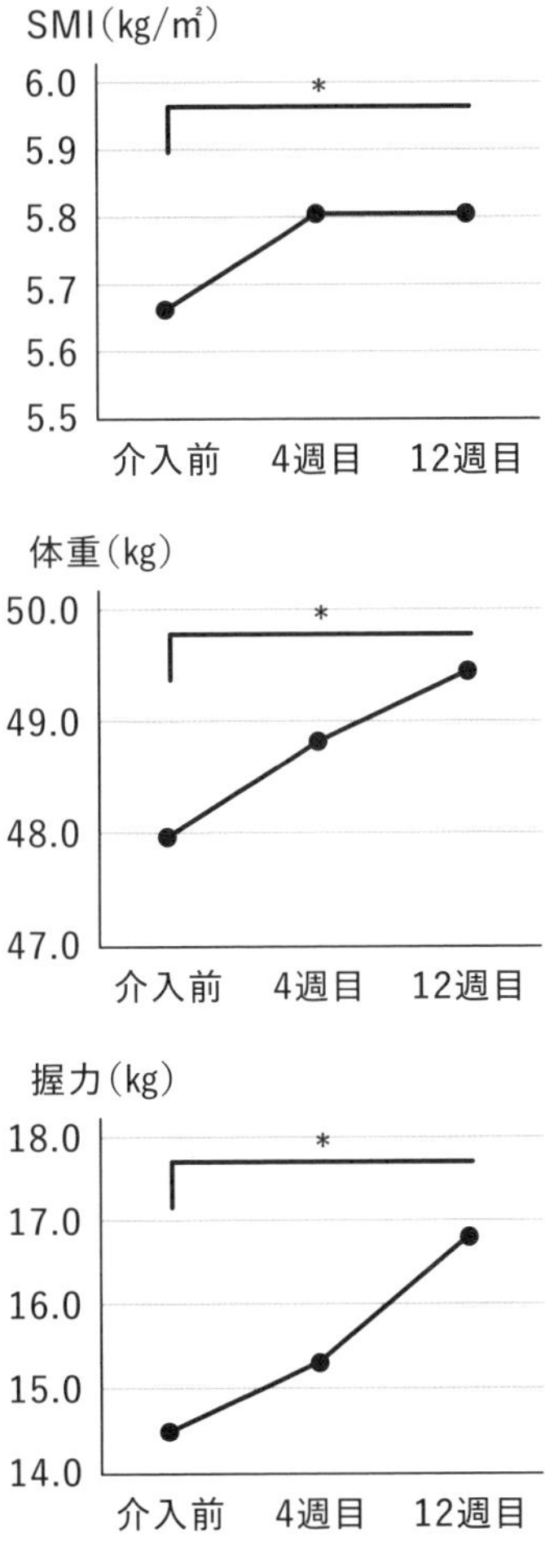

出典：ニッスイニュースリリース
日本水産株式会社食品機能科学研究所
「スケソウダラ速筋タンパクの摂取が要介護高齢者の骨格筋量と筋力、身体機能に与える効果」より作成
中央値　介入前との比較：*$p<0.05$
Wilcoxon signed rank test

3 「酪酸菌」で腸内の善玉菌をさらに増量

腸のなかの善玉菌を増やし、悪玉菌を減らすことは健康長寿を目指すうえで欠かせません。34ページでも解説しましたが、善玉菌を増やしてくれるのは乳酸菌やビフィズス菌などの菌を含む発酵食品です。

それらの善玉菌に加えて、近年注目を集めているのが、「酪酸菌（酪酸産生菌）」という善玉菌です。この菌は、腸に届いた食物繊維を発酵・分解して酪酸という物質を作り出します。

酪酸の優れた点は、悪玉菌が増えるのを抑えるだけではなく、乳酸菌やビフィズス菌をはじめとした善玉菌が棲みやすい腸内環境を整える働きをもっているところです。

酪酸菌を増やす方法は、食物繊維が豊富な食品を食べること。酪酸菌を配合した整腸剤も販売されていますが、それらを過信して食物繊維が不足した食事をしていては期待する効果は得られません。酪酸菌を増やしたいなら、野菜、海藻、キノコ、果物など食物繊維が豊富な食品を3食のなかにバランスよく取り入れていくことが一番です。

とくに酪酸菌が好む食品は、ヨーグルト、乳酸菌飲料、納豆、ぬか漬け、味噌、海藻類、オートミール、果物、玉ネギ、バナナ、はちみつなど。朝からバランスよくとって酪酸菌を育て、善玉菌をどんどん増やしましょう。

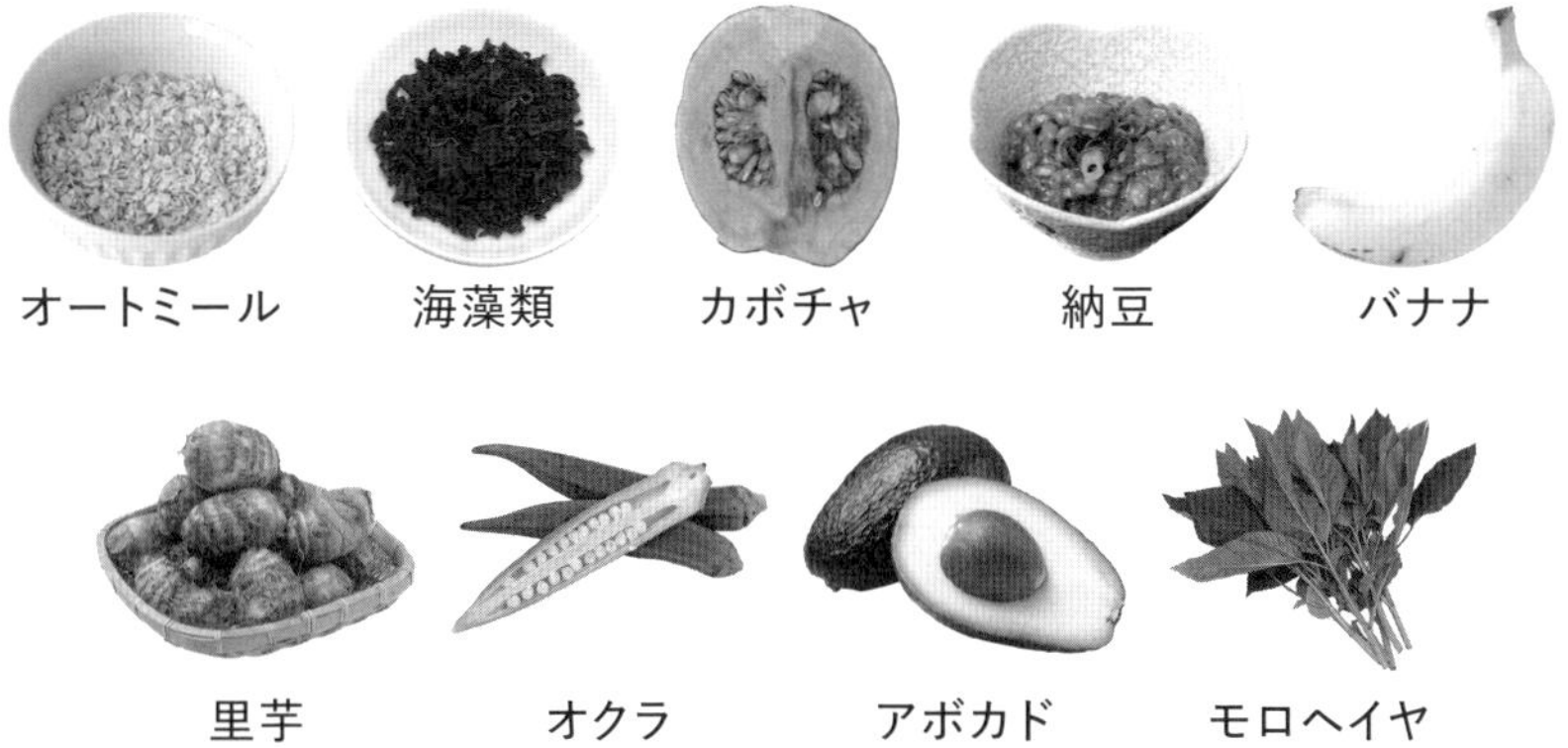

水溶性食物繊維を多く含む食べ物を食べましょう

酪酸菌を増やすためには腸内細菌のエサになりやすいといわれている水溶性食物繊維と呼ばれる食物繊維が豊富に含まれる食品をとるのがおすすめです。

4 骨を強くするならカルシウムだけじゃダメ

高齢者の健康を脅かす二大脅威は、筋肉量の減少と骨粗しょう症です。

70ページで解説したとおり、タンパク質は筋肉だけではなく骨の材料にもなるため必須です。骨の健康維持にカルシウムが欠かせないことは18ページでも解説しましたが、カルシウムだけを大量にとったところで、タンパク質が不足していれば骨を作ることができません。タンパク質は骨の質を高めるうえで欠かせないコラーゲンという成分の材料となるからです。タンパク質が豊富な食品は73ページを参照してください。

また、カルシウムの吸収を促してカルシウムが骨の材料として効率的に使われるようにするビタミンD、カルシウムの骨への沈着を促して骨を作る骨芽細胞の働きを活性化するビタミンKという栄養も同時にとることが必要です。

カルシウムを多く含む食品

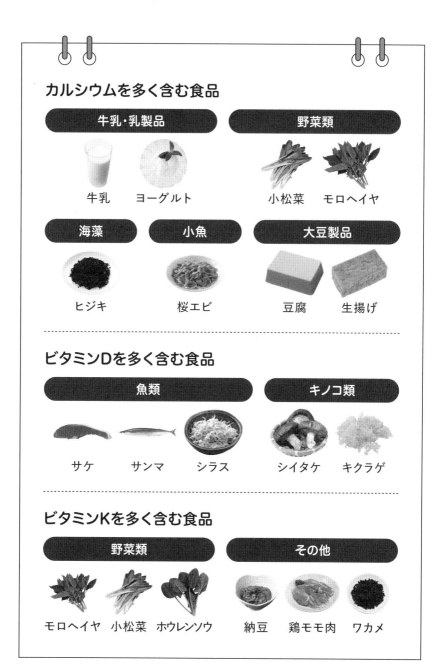

牛乳・乳製品

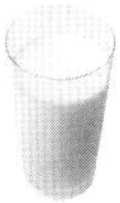
牛乳
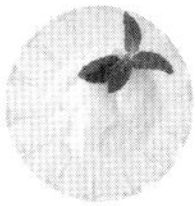
ヨーグルト

野菜類

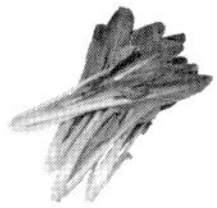
小松菜
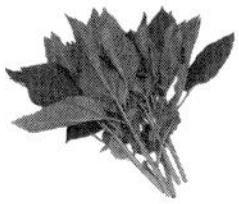
モロヘイヤ

海藻

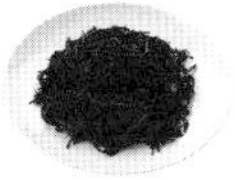
ヒジキ

小魚

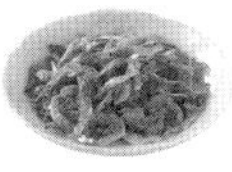
桜エビ

大豆製品

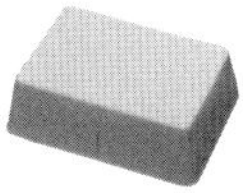
豆腐
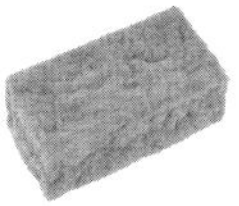
生揚げ

ビタミンDを多く含む食品

魚類

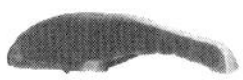
サケ
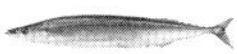
サンマ
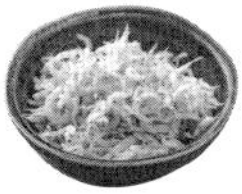
シラス

キノコ類

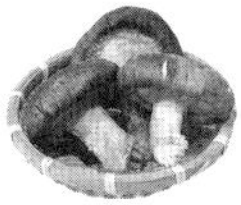
シイタケ

キクラゲ

ビタミンKを多く含む食品

野菜類

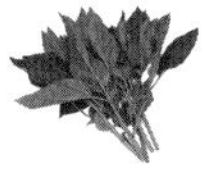
モロヘイヤ
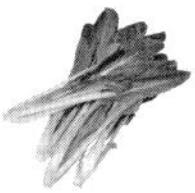
小松菜
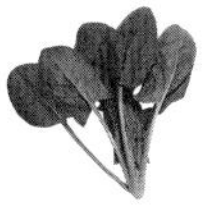
ホウレンソウ

その他

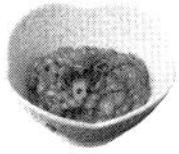
納豆
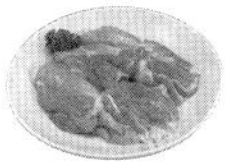
鶏モモ肉
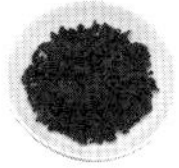
ワカメ

5 朝食抜きは万病のもと!

私は3食のなかでも朝食をもっとも大切にしています。質にこだわり、量ももっとも多く食べるようにしています。その理由は、朝食は単に栄養やエネルギーをとるためのものではないからです。

たとえば、朝食には体内時計を整える働きがあります。朝食を食べることで休眠状態だった内臓が動き出して身体が活動モードに切り替わります。すると、頭が冴えて、身体の動きもよくなります。

国立がん研究センターがん対策研究所の予防関連プロジェクトの研究では、**1週間当たりの朝食摂取回数が少ないと脳出血のリスクが高くなる**という恐ろしいデータも公表されています。いかに朝食が大切かがわかるデータですね。

ただし、ただ単に何かを口にすればいいわけではありません。炭水化物、脂質、タンパク質、ビタミン、ミネラル、食物繊維など、身体が必要とする栄養素がバランスよくとれるような質の高い食事内容にすることが大切です。コーヒーに菓子パンだけなんて、もってのほかです。

具体的には、**肉・魚または卵、ごはんまたはパンなどの炭水化物、野菜、乳製品**をとるようにしましょう。食が細くてたくさんは食べられない場合は、少量ずつでもいいので品数を多くすることを心がけてください。

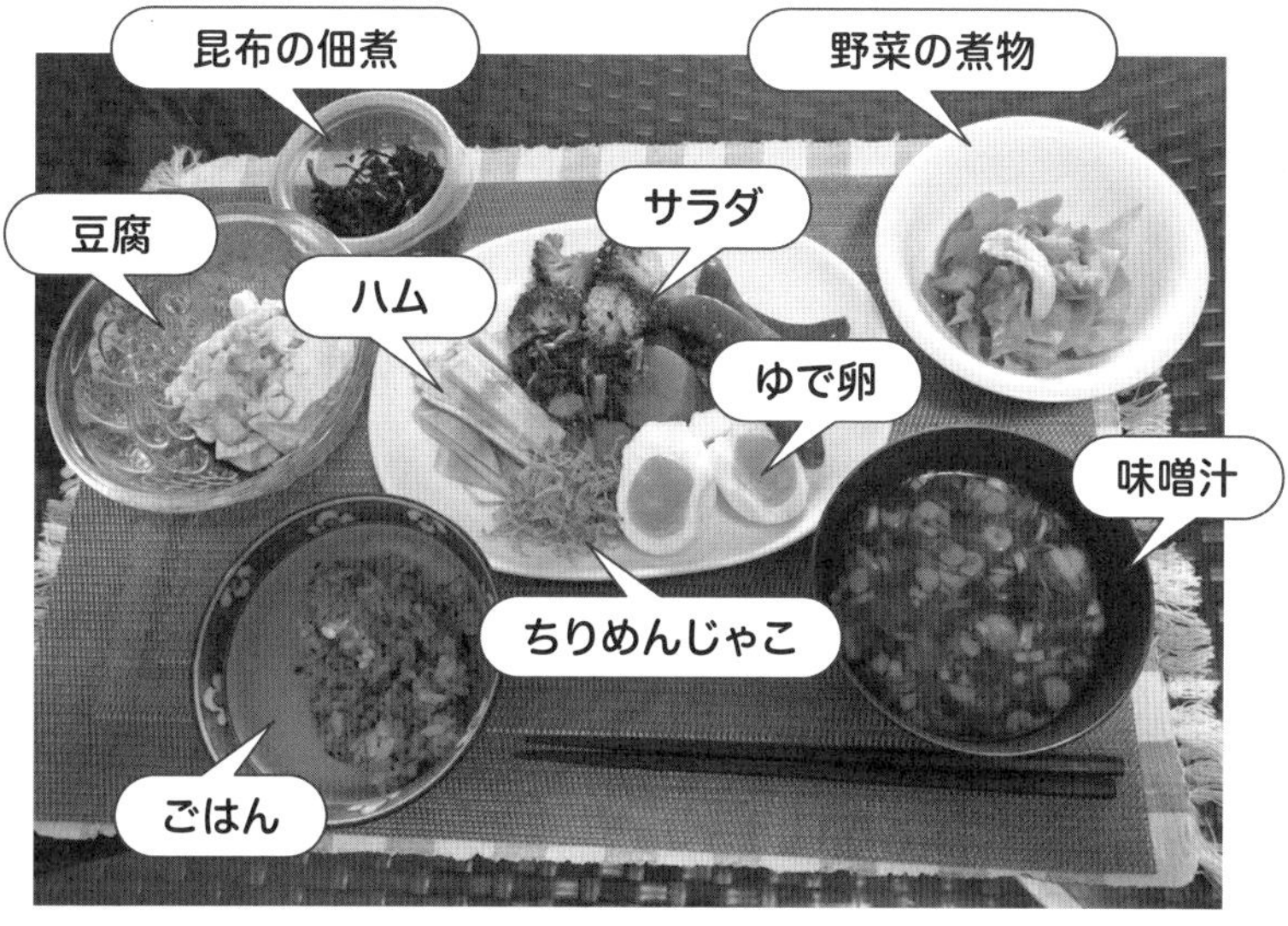
昆布の佃煮
野菜の煮物
サラダ
豆腐
ハム
ゆで卵
味噌汁
ちりめんじゃこ
ごはん

朝食でパワーを充電

写真は私の朝食です。品数を多くし、多種類の食品を食べていることがわかると思います。朝食後は必ず、ヨーグルトや牛乳をとるようにしています。

6

栄養バランスとカロリーを考えた食事を

歳を重ねるごとに1日に必要なエネルギー量は減ってきます。そうした身体の変化に合わせずにカロリーをとりすぎると太ってしまいます。

肥満は健康寿命を縮める最大要因。生活習慣病の原因になるだけではなく、体重が増えれば足腰への負担が増えて身体が動かせなくなり、サルコペニアが進行してしまいます。歳だからダイエットなんてしなくてもいいなどと思わずに、食品のカロリーをチェックするなど、摂取カロリーにも気を遣いましょう。ただし、少々肥り気味のほうが元気であるというデータもあるようなので、痩せすぎにも注意が必要です。

私もカロリーオーバーにならないように気を遣っています。まずは1日3食の量のバラ

主食・主菜・副菜を必ずそろえましょう

主食

炭水化物を主成分とする、ごはんやパン、麺類、もちなどの食品で、身体を動かすときの主要なエネルギー源となります。

主菜

タンパク質の供給源となる肉、魚、卵、大豆・大豆製品などを使った料理のことです。

＋α

牛乳・乳製品、果物も食べましょう！

副菜

ビタミン、ミネラル、食物繊維をとるための料理です。野菜、キノコ、海藻を使ったおかずを1食につき2品以上、3食あわせて350gを食べることが推奨されています。

ンスが大事です。**すべて同量にするのではなく、朝食：昼食：夕食＝6：1：3くらいの割合が理想**です。夕食後はなるべく何も食べないようにし、8時前には食事を済ませるようにしています。夜は身体が休息モードに入ってしまい、消化吸収力も低くなる時間帯なので、私は昼と夜はかなり軽めにしていますが、日中の動き方で変わると思いますので調整してください。

ただし、栄養バランスをとることは必要です。**毎食、肉・魚・大豆製品を使ったおかず（主菜）やごはん（主食）、野菜・キノコ・海藻を使ったおかず（副菜）**をそろえることは意識しましょう。

7 いろいろな色の野菜を食べると栄養バランスが整う

野菜は毎食でもとりたい食品です。しかし難点は、水分が多くお腹がいっぱいになるわりには量を食べることができないところ。とくに食が細くなって量が食べられない人は注意が必要です。野菜でお腹が満たされてしまうと、ごはんやおかずを食べる量が減り、栄養バランスが崩れてしまうからです。

対策としては**生野菜ではなく加熱した野菜をとること**です。生野菜は水分が多くお腹がいっぱいになるわりには量を食べることができません。いっぽう、おひたしなどにすると、かさが減らせてたくさん食べることができます。

ただし、**野菜とひと口にいっても含まれる栄養素は異なります。そのため、できるだけ**

多種類の野菜を食べることが大切です。いろいろな栄養素をとるコツは、色とりどりの野菜を食べることです。野菜の栄養素は色素に含まれているため、食卓を彩りよくするだけで自然といろいろな栄養素をバランスよくとることができるのです。

色とりどりの野菜を食べましょう!

●緑黄色野菜(色の濃い野菜)

ホウレンソウ、小松菜、チンゲン菜、春菊、ニラ、ピーマン、ブロッコリー、ニンジン、トマトなど

●淡色野菜(色の薄い野菜)

白菜、キャベツ、レタス、玉ネギ、ナス、大根、カブ、キュウリ、モヤシ、ゴボウ、レンコンなど

加熱すると破壊されてしまうビタミンも多いため、生野菜もおすすめですが、量が食べられないのが難点。加熱調理をした野菜と組み合わせて食べるようにしましょう。

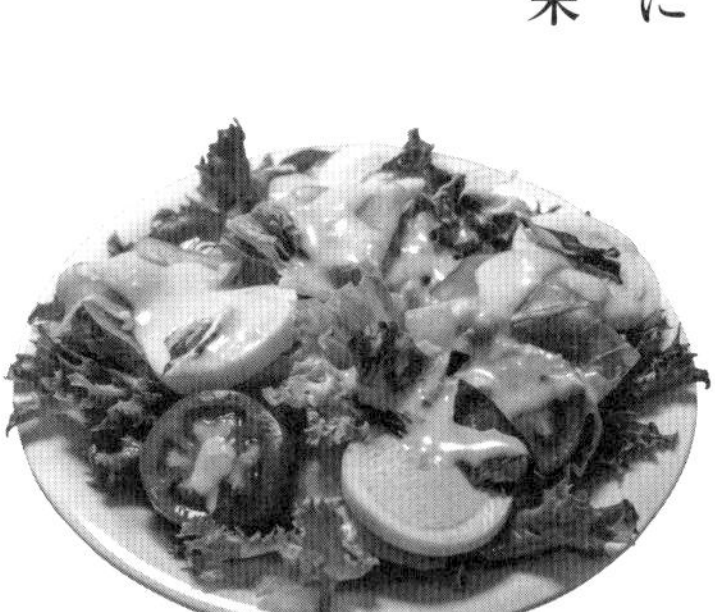

8

一汁一菜の和食では「元気で長生き」は叶わない

近年、昔ながらの一汁一菜の和食（粗食）が健康食であるという考え方が広まり、いまだにそれを信じて疑わない人も多いようです。一汁一菜とは、ごはんに汁もの、漬物の3点セットが基本で、野菜のおかずなどが一品追加されることもあるという程度です。

よく考えると、寿命が急激に延びたのは戦後です。**一汁一菜が一般的だった江戸時代の人たちの平均寿命は35〜40歳程度**といわれています。決して長寿ではありませんでした。

一汁一菜のような粗食の問題点はタンパク質の摂取量が極端に少なくなることです。繰り返し解説しましたが、タンパク質不足は健康長寿の妨げとなる最大要因のひとつ。

実際、キューサイ株式会社が行った「元気な100歳100人に聞いた長寿の秘訣」とい

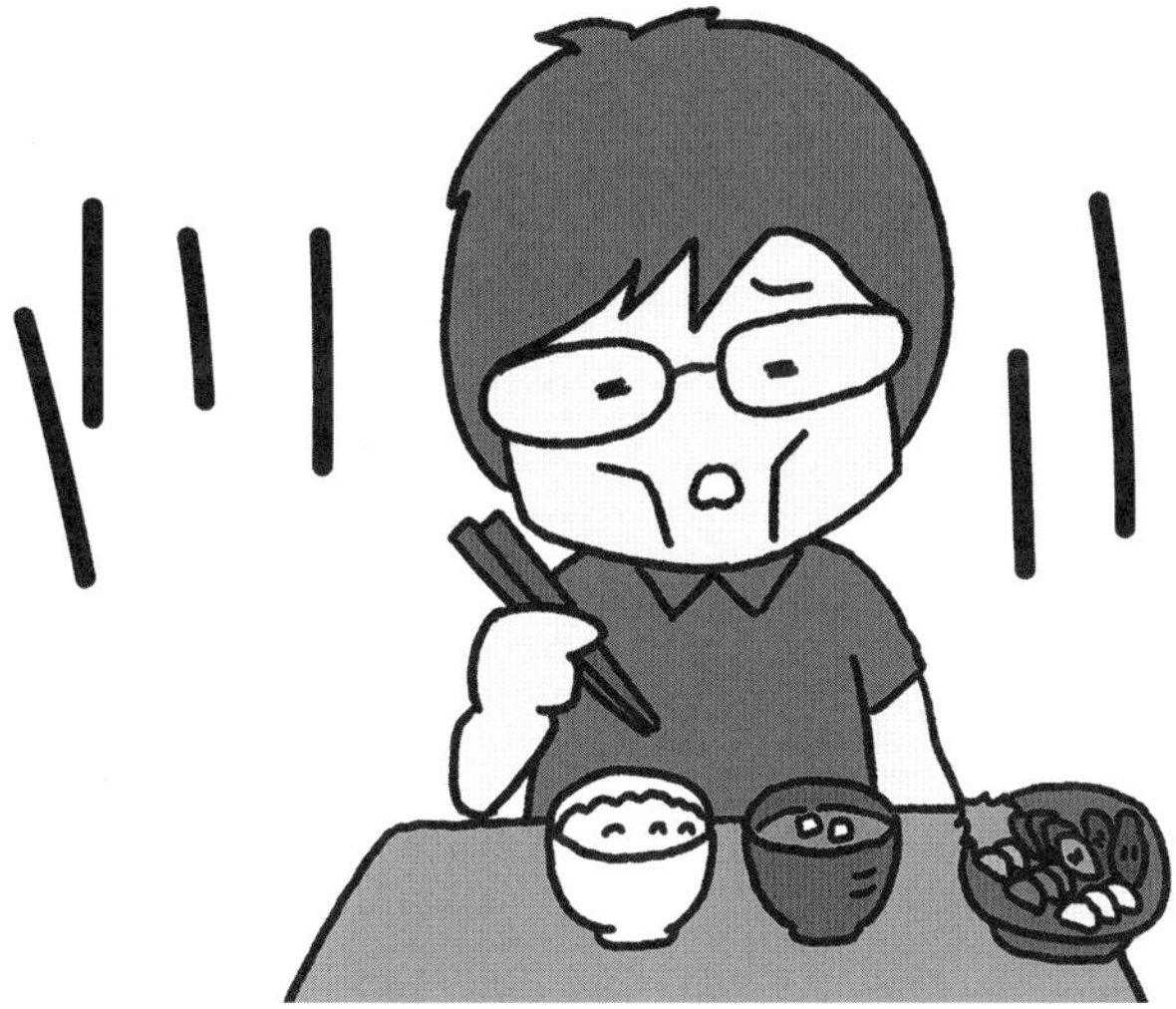

昔ながらの粗食では元気になれない

漬物・味噌汁・ごはんという一汁一菜は、タンパク質やビタミン、ミネラルなど多くの栄養素が不足し、塩分過多に。83ページで解説した主食・主菜・副菜をそろえた食事が健康長寿には必要不可欠。

う調査によると、約9割の人たちが卵、豆腐、肉、牛乳などから「タンパク質」をしっかりと摂取しているうえ、栄養バランスを考えて野菜や果物などもしっかり食べていることがわかっています。

肥満や高血圧など、生活習慣病の原因となる**食塩や炭水化物（糖質）のとりすぎなども粗食の問題点**としてあげられます。漬物、味噌汁などの塩辛いおかずと白米と少量の野菜でお腹を満たす。これを毎食繰り返すことの害は想像に難くないはずです。

9

栄養バランスをとる秘訣は作り置きとちょい足し

栄養バランスが重要なことは頭ではわかっていても、「面倒くさい」という気持ちが先だってしまうものです。そんな問題を解決してくれるのが「作り置き」と「ちょい足し」です。作り置きの主役は卵と野菜です。どうしても時間がなくてインスタント食品などで済ませてしまうようなとき、私は作り置きのゆで卵をあわせて食べるようにしています。

卵はタンパク質不足を防ぐための救世主的な食品。1個で6g前後のタンパク質をとることができます。野菜は旬の時期にお買い得なものを見つけたら、まとめ買いをして、ゆでて小分けにし、冷凍するのがおすすめです。こうしておくと、時間がないときにインスタント味噌汁に具材をちょい足しするなど、必要なときに必要なだけ使えて、手間なく野菜を食べることができます。

定番の作り置き

● 味玉

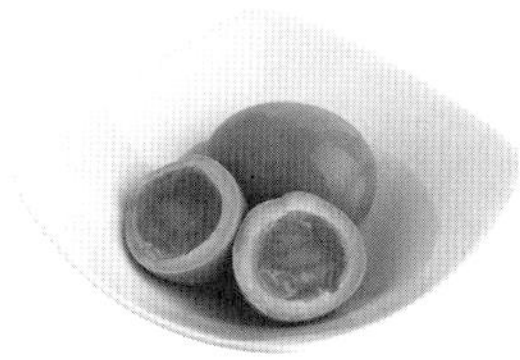

ゆで卵だけだと飽きてしまうので、私は味玉をつねにストックしています。ゆでてめんつゆに漬けるだけのカンタン味玉です。味の濃さはお好みで。

● 野菜

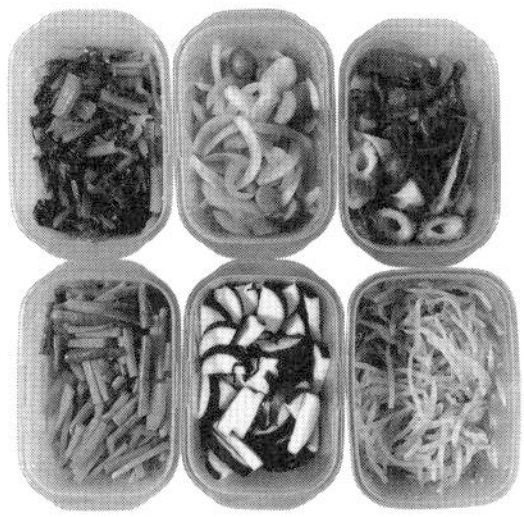

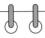

時間があるときに2〜3日を分まとめて調理をして、すぐに食卓にのせられるようにストックしておくと忙しいときに大活躍してくれます。

お手軽ちょい足し

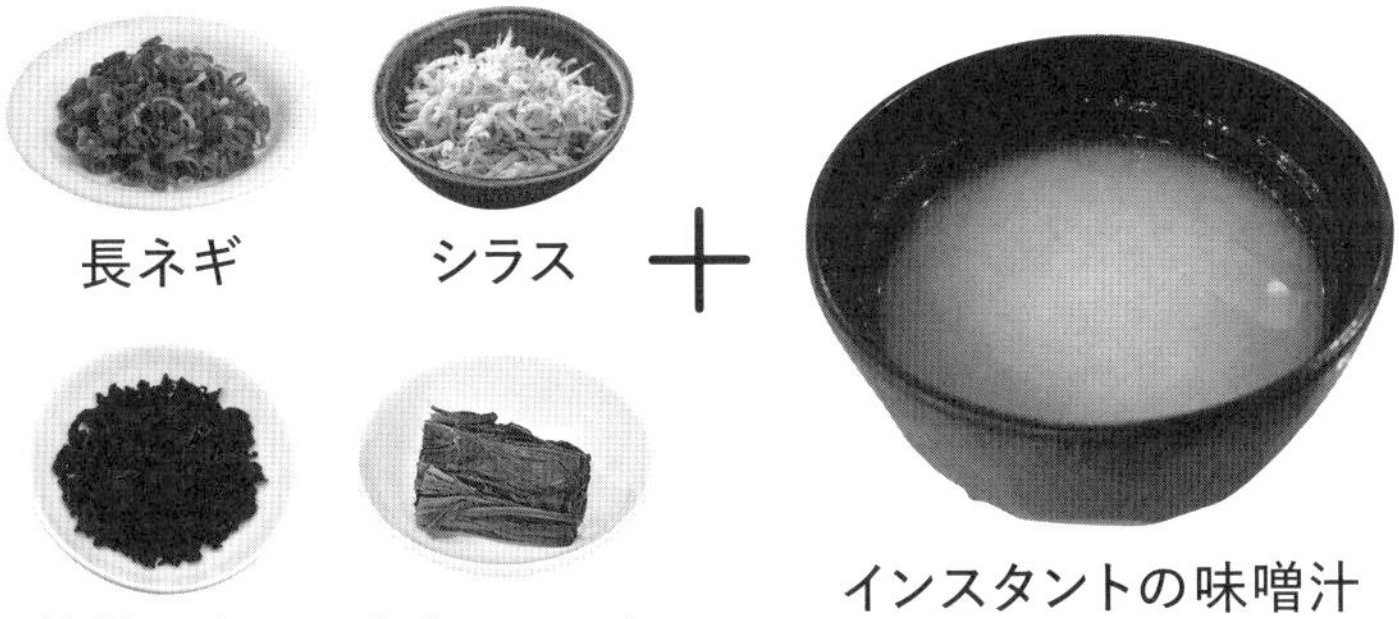
長ネギ
シラス
＋
乾燥ワカメ
ホウレンソウ
インスタントの味噌汁

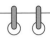

忙しいときはインスタントの味噌汁が大活躍。ただし、何かしらちょい足しするのがマイルール。

10 栄養不足はおやつで解消！

食が細くなっている人はおやつを活用して栄養不足を解消するというのもひとつの手です。**おすすめしたいのは、タンパク質やカルシウム、食物繊維がとれる食品**です。

タンパク質をとれるおすすめのおやつは、74ページで紹介した速筋タンパクソーセージです。食べごたえもあり、カロリーも低いのでおやつとして最適です。ゆで卵もタンパク質を手軽にとれる食材として、おやつに向いています。

食が細くてエネルギー不足気味の人には干し芋やようかんがおすすめです。身体を動かすエネルギーとなる糖質だけではなく、食物繊維をとることもできます。

注意してほしいのは、おやつの量は控えめにして、15時以降はなるべく食べないことです。それ以降に食べるとお腹がすかずに夕食の時間が遅くなってしまったりするからです。

コラム

おすすめのおやつ

食の細い人だけでなく、
口がさみしくて甘いものに手が伸びがちな人も、
どうせ食べるなら身体によいものを食べましょう。

● 速筋タンパクソーセージ

食事でとれなかったタンパク質が簡単に補給できます。

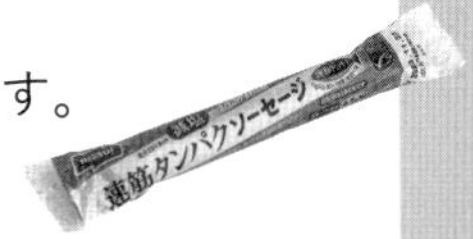

● 小魚を使ったおやつ

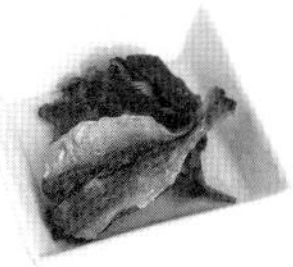

ふだんの食事では必要十分量をとることが難しいカルシウムは、おやつで補うのがおすすめです。小魚を使ったおせんべいなどでもOKです。

● ヨーグルト

カルシウム、タンパク質をとれるうえ、整腸効果も得られる優秀な食品。私はプレーンヨーグルトに、はちみつを加えて食べています。

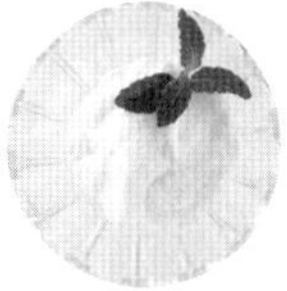

● デーツ(なつめやしの実)

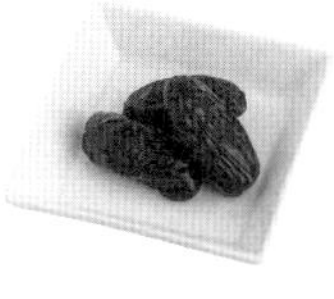

体調を整えるために必要な、さまざまな栄養素が凝縮されたドライフルーツです。骨作りに欠かせないカルシウムやリンなどの栄養素、腸の調子を整える食物繊維も豊富に含まれています。

● 干し芋、あずきを使ったようかんなどのお菓子

食物繊維がとれ、糖質の分解を促すビタミンB_1も摂取できます。私も時間がなくて昼食を簡単なもので済ませてしまったときなどには、おやつに干し芋やようかんを食べます。

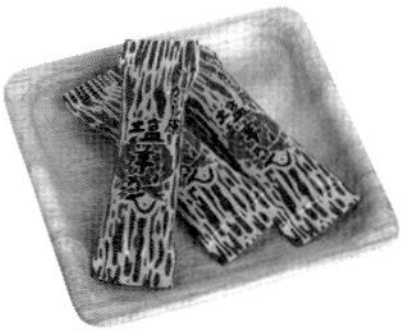

11 「身体のなかは乾いている」ことを忘れずに

高齢者の身体の50～60％は水分で占められています。水分には「食事からとった栄養などを溶かして吸収しやすくする」、「酸素や栄養を全身に運び、老廃物を排出する」、「体温を一定に保つ」という3つの働きがあります。体内の水分量が不十分になると脱水という状態に陥り、体調を崩してしまいます。その最たる例が熱中症です。

体内に水分をためられる能力は歳を重ねるごとに低下し、**成人では体重の約60～70％が水分であるのに対し、高齢者は50％程度にまで低下**します。つまり、高齢者は若い人よりも多くの水分をとらなくてはならないのです。

問題なのは、体内の水分量の減少を察知して喉の渇きを感じさせてくれる「口渇中枢」の機能が加齢にともない低下することです。口渇中枢の機能が低下すると危険な状態となるまで喉の渇きを感じることができなくなってしまいます。
高齢者が熱中症になりやすい理由がこれで理解していただけたかと思います。

1日の水分摂取量の目安は1~1・5リットルです。ただし、この数値は食事で約1リットルの水分をとることが前提のため、食事量が少ない人は目安量よりも多めに摂取する必要があります。

覚えておいてほしいのは、**身体が一度に吸収できる水分量には限りがあるため、「少しずつ、こまめに」補給しなくてはいけない**ということです。気温が高いときや、身体を動かしたとき、汗をかいたときには、いつもより回数を増やす必要があります。
とくに、ウォーキングや筋トレなどの運動をするときは、運動前、途中、運動後と、こまめに水分補給をしないと脱水や熱中症になる危険があります。季節に関係なく、運動中には500㎖のペットボトルの水やスポーツドリンクを携帯して、すぐに水分補給ができるようにしましょう。また、汗をかいていないときでもつねに毛穴などから水分が蒸発しているので、水分補給は必要です。

12 笑いごとじゃない！「むせる」は命にかかわる一大事

肉などの硬いものが飲み込みづらい、食事中にむせるなど、**いわゆる「誤嚥《ごえん》」が多くなった状態は舌や口のまわりの筋肉、喉の筋肉が衰えはじめている兆候**と考えられます。この状態は「口腔内のサルコペニア」と呼ばれることもあります。

誤嚥が多くなると、気管に口内の雑菌が入ることで発生する肺炎（誤嚥性肺炎）のリスクが高まります。厚生労働省の資料によると、肺炎患者の約7割が75歳以上の高齢者で、高齢者の肺炎の7割以上が誤嚥性肺炎といわれています。

舌や口のまわり、喉の筋肉も鍛えることが可能です。左のページで、口腔内のサルコペニアの予防・改善の筋トレを紹介します。テレビを見ながらでもいいので、思い出したときに1日何回か行いましょう。

誤嚥防止の筋トレ

口・首まわり、舌の筋肉を動かして
食べ物を飲み込む力を
強化・維持しましょう。

1

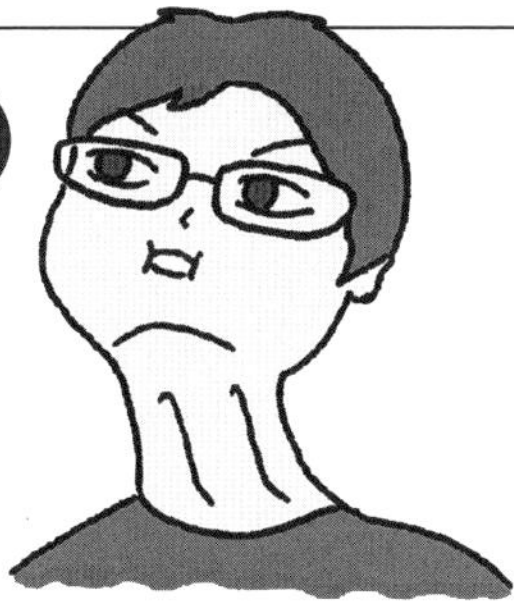

上を向き、
首の筋肉を伸ばす
10回

2

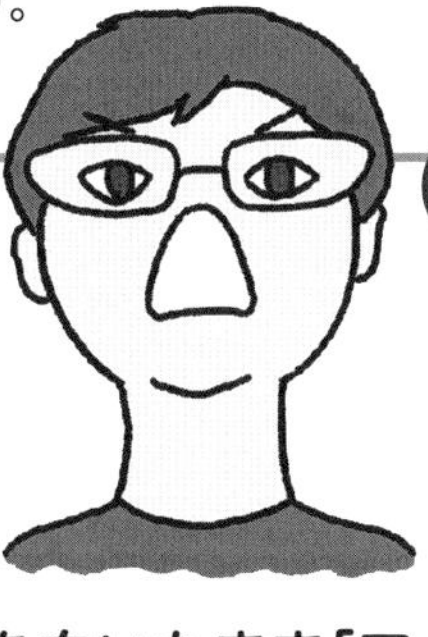

上を向いたまま「ア」と
大きく口を開ける

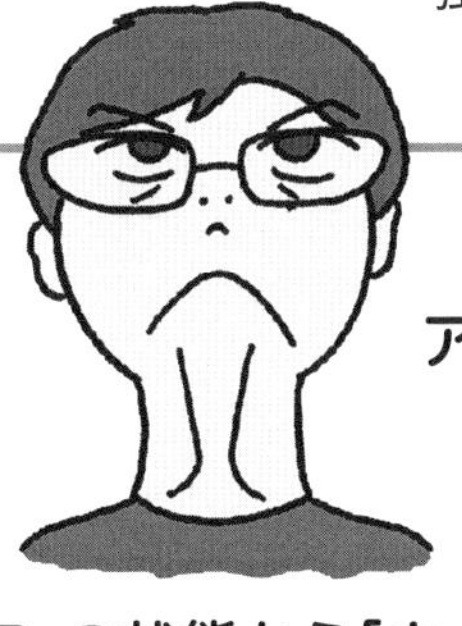

「ア」の状態から「ウ」の
口にして顎の力で
首の筋肉を引っ張る

アとウを交互に
10回

3

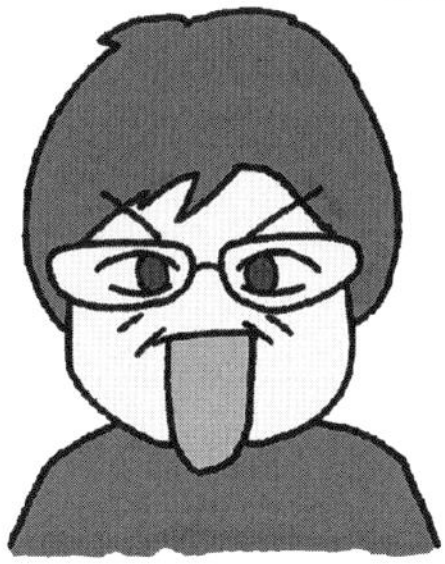

目を大きく見開き、
舌を思いきり下に伸ばす
10回

43ページで紹介している舌の動きをよくする
舌筋トレとあわせて行うとより効果的です。

13 サプリメントを賢く活用しよう

私は、栄養バランスのとれた食事をしていれば基本的にはサプリメントは必要がないと思っています。しかし、食が細い人や好き嫌いが多い人、食品からだと十分な量がとれないような栄養素の場合はサプリメントからの摂取をおすすめします。

私が定期的に摂取しているサプリメントは、**骨密度を高める働きのあるMBP®**という成分が配合された「毎日骨ケア MBP®」です。

ほかに**血液サラサラ効果や中性脂肪値の改善効果があきらかになっているEPA・DHA**を「イマーク EPA and DHA シームレスカプセル」というサプリメントで補っています。EPA・DHAはおもに魚に含まれる油ですが、毎日必要な量がとれるほどの魚

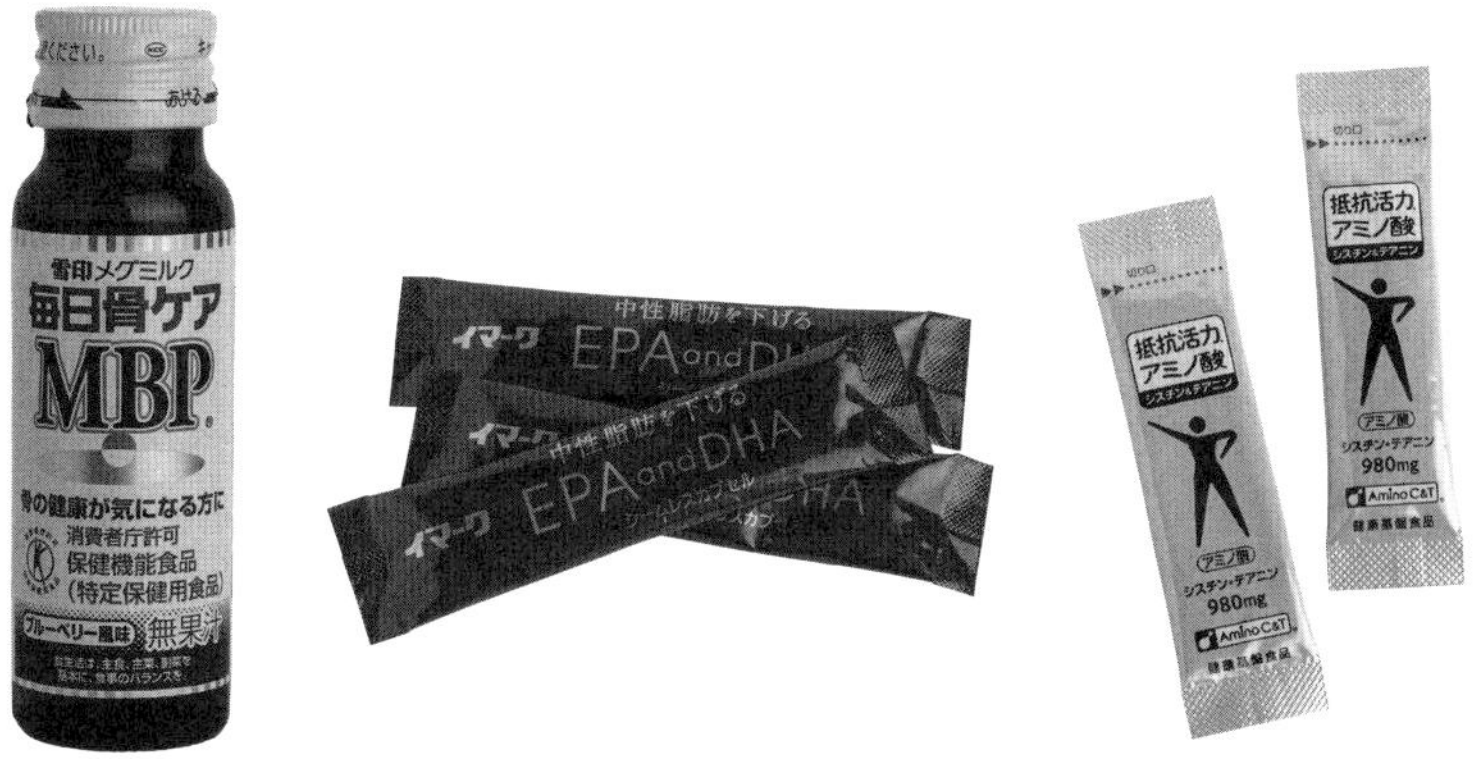

おすすめのサプリメント

サプリメントは過信せずに補助的なものという位置づけで摂取しましょう。偏食や欠食など、乱れた食生活を送っていてはサプリメントの効果が半減してしまうことは忘れずに！

を食べることは難しいためです。

ほかに、**体調維持をサポートするシスチン&テアニンというアミノ酸**（タンパク質を構成する成分）がとれる「抵抗活力アミノ酸 シスチン&テアニン」、善玉菌がとれる整腸剤を摂取しています。

忘れてはいけないことは、サプリメントはあくまでも「健康補助食品」という食品の一種で、薬ではないということです。

もちろん、大量にとればいいというものではありませんし、即効性があるものでもないので、決められた量を長く飲み続けることが必要です。

また、ふだん服用している薬との相性もありますから、かかりつけ医や薬剤師に相談してから取り入れることをおすすめします。

叶える
し方

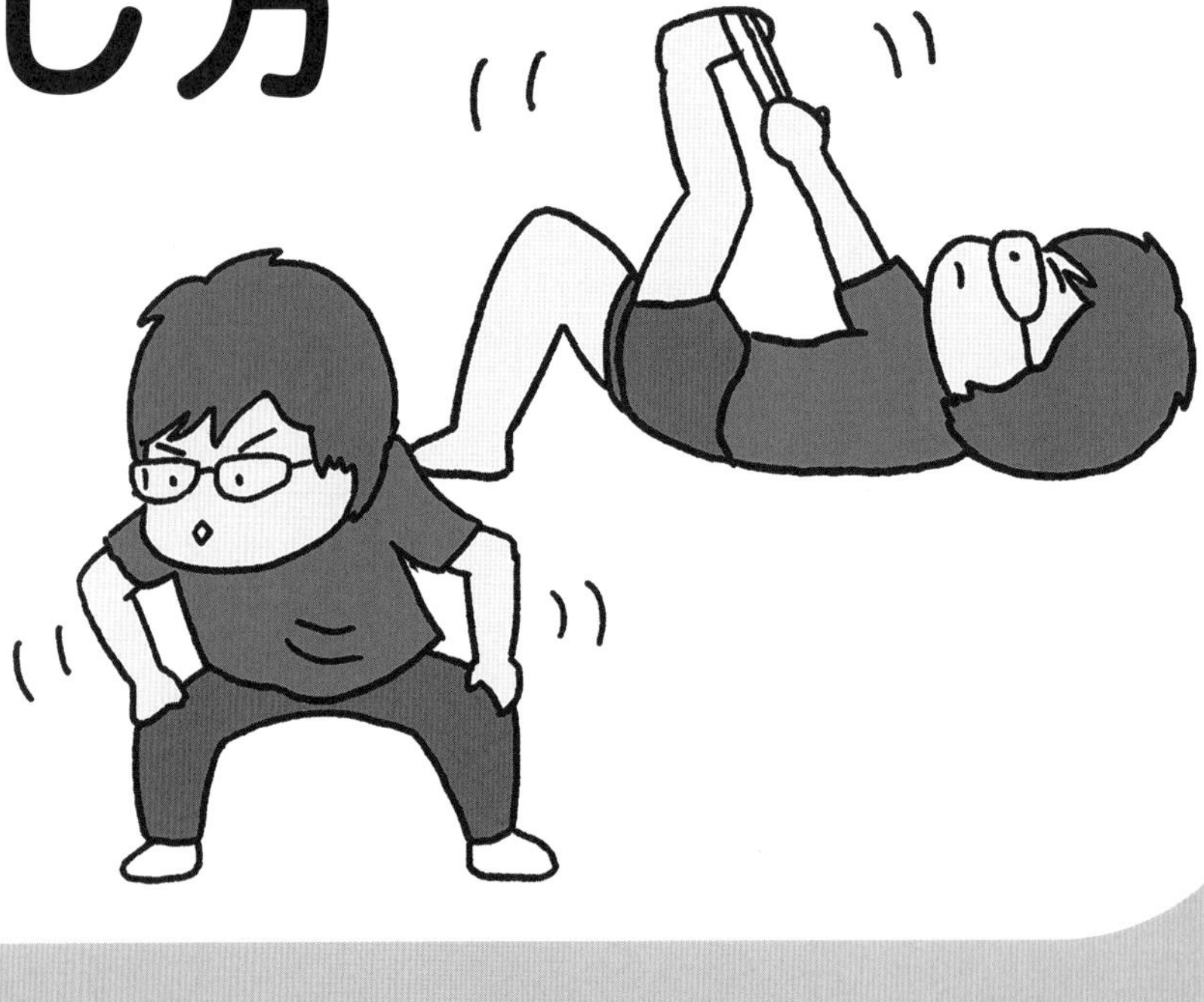

第3章

健康長寿を身体の動か

筋肉は、歩いたり、筋トレなどをすれば、必ずその努力に応えてくれて、成果を実感させてくれる器官です。この章では、健康長寿を叶えるために必要な筋肉を増やし、強くする術を紹介します。「筋肉は生きる力」という言葉を忘れず、あきらめずに一緒にがんばりましょう。皆さんの努力は必ず報われます！

1

筋肉がないと健康長寿者にはなれない！「筋肉は生きる力」である理由

私が筋肉の大切さを力説する理由は、サルコペニアを防ぐ以外にもたくさんあります。たとえば、血糖値を安定させ、糖尿病のリスクを減らすためにも筋肉が必要です。

食事から摂取した糖は血液を介して筋肉内に取り込まれてグリコーゲンという物質に変換されて貯蔵されます。その後、必要に応じてグリコーゲンがエネルギー源として消費されます。わかりやすくいえば、**筋肉は糖をためる銀行のような存在**なのです。

しかし、**筋肉量が少ないと食事から摂取した糖の行き場がなくなって、血糖と呼ばれる大量の糖が血液中を漂い続けて高血糖という状態**になります。この状態を改善しないといずれは糖尿病になってしまいます。

血糖値と認知症の関係

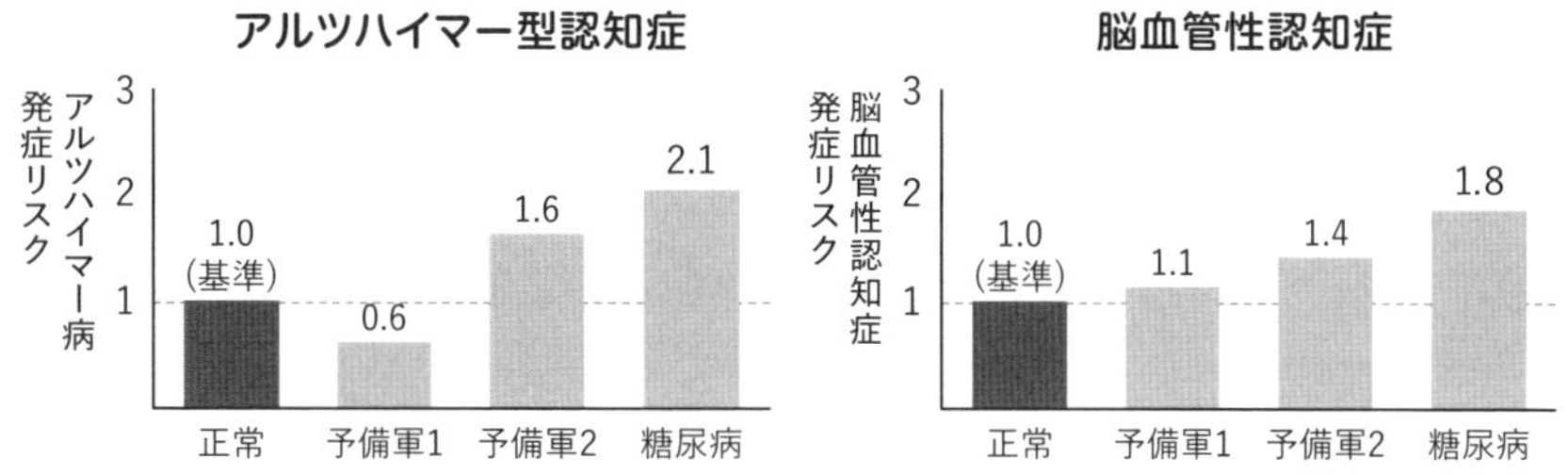

予備軍1…空腹時の血糖値が少し高い
予備軍2…ブドウ糖負荷試験でブドウ糖摂取後の血糖値が少し高い

出典：Ohara T,et al. Neurology,77;1126-1134,2011を改変して作成

また、高血糖になると血管がもろくなり、脳卒中や心疾患のリスクも高まるなど、生活習慣病の予防には筋肉が不可欠ということです。

高血糖の恐ろしいところはそれだけにはとどまりません。なんと、認知症のリスクも高まるのです。高血糖が続くと、血液がドロドロになって脳の血流が滞り、認知症のリスクも高くなるといわれています。九州大学による「久山町研究」でも、高齢糖尿病患者の認知症の発症割合が高いことがあきらかになっています。

ダイエットにも筋肉は不可欠です。まったく身体を動かさなくても、筋肉は1kg当たり約13kcalのエネルギーを消費します。つまり、**筋肉量が多ければ多いほど食事からとったエネルギーが無駄なく消費される**ということになります。逆に、**筋肉量が少ない人は余剰分が発生しやすく、それが体脂肪として身体に蓄積**されてしまいます。

ここまで読み進んでいただければ「筋肉は生きる力」である理由がより明確にご理解いただけたと思います。

筋肉作りに欠かせない要素は筋トレです。しかし、それだけでは十分ではありません。筋トレに加えて、「栄養・運動・睡眠」という3つの要素を整えることが必要です。

栄養（食事）

筋肉の材料となるタンパク質を含んだ食品を毎食食べましょう。ただし、タンパク質が無駄なく筋肉の材料として使われるためには、ビタミンやミネラルなどの栄養素の助けが必要です。そのため、炭水化物、野菜、キノコ類、果物などもバランスよく食べましょう。

運動

運動をして筋線維に細かな損傷を与え、その損傷部分が修復されることで筋肉は増えていくので、筋トレやウォーキングなど、筋肉に負荷をかける運動をすることが必要です。また、食事からとったエネルギーの余剰分を増やさないためにも運動は不可欠。肥満は足腰への負担を増やしてサルコペニアを進行させるだけではなく、生活習慣病のリスクも高めます。

睡眠

筋肉が修復され、作られる時間帯は筋肉の合成を促す働きをもつ成長ホルモンの分泌量が増える睡眠中です。筋肉を増やすために質のよい睡眠をとり、成長ホルモンを分泌させましょう。

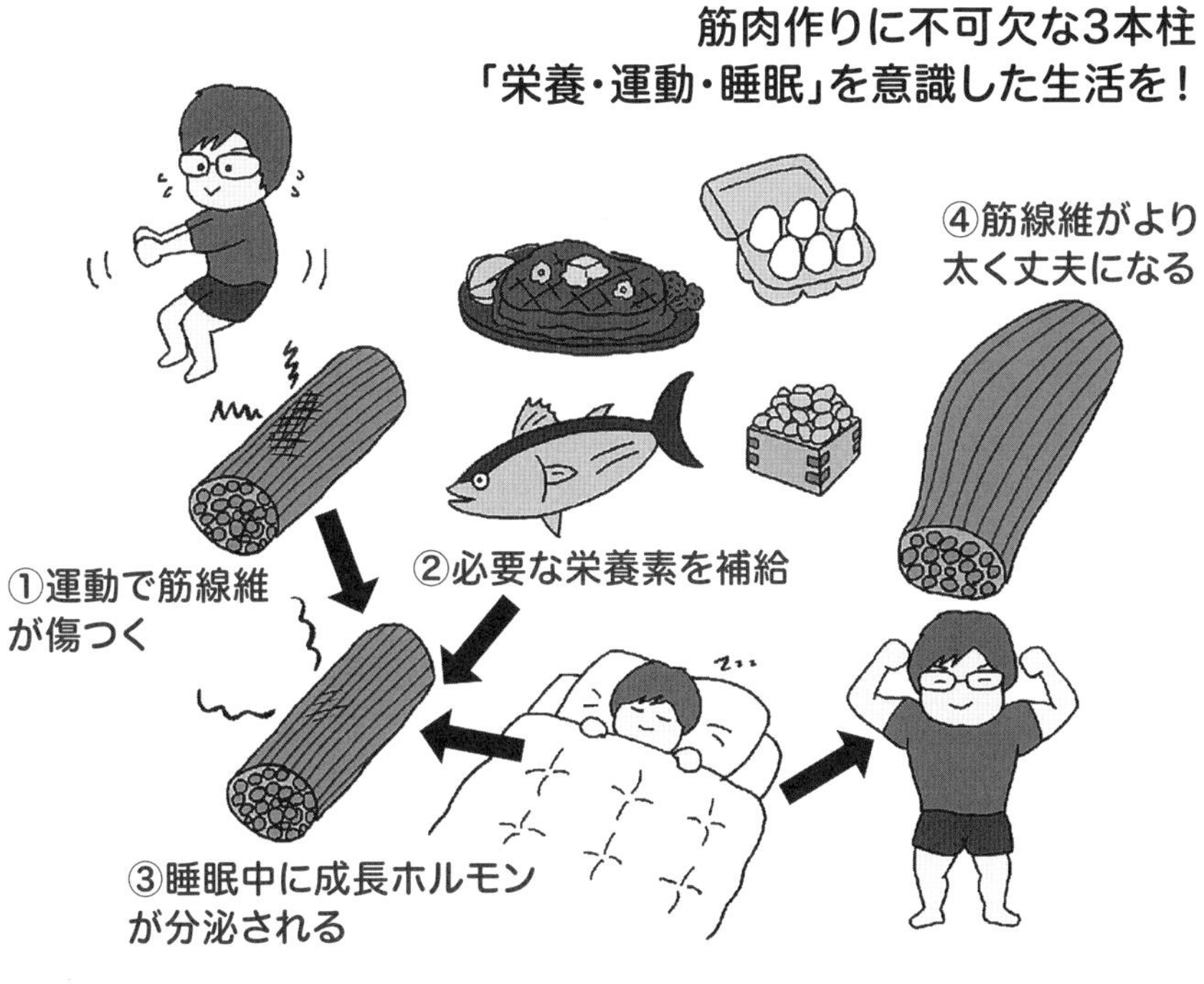
筋肉作りに不可欠な3本柱
「栄養・運動・睡眠」を意識した生活を！
①運動で筋線維が傷つく
②必要な栄養素を補給
③睡眠中に成長ホルモンが分泌される
④筋線維がより太く丈夫になる

1年でクルマ頼りの生活から脱却！
しをり体操教室

西野ゆきさん

1934年生まれ。2023年2月27日から「しをり体操教室」に参加している。欠席はほとんどないという優等生。

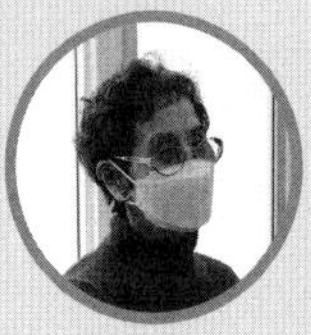

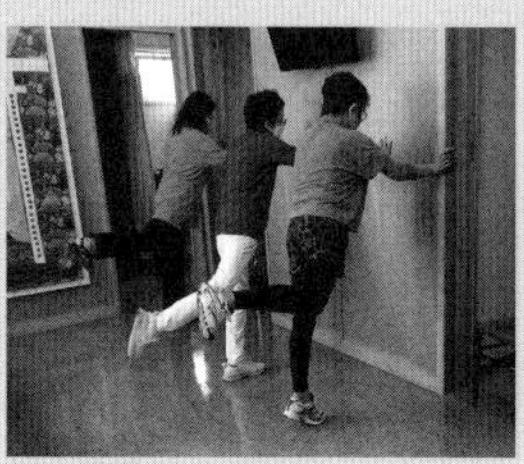

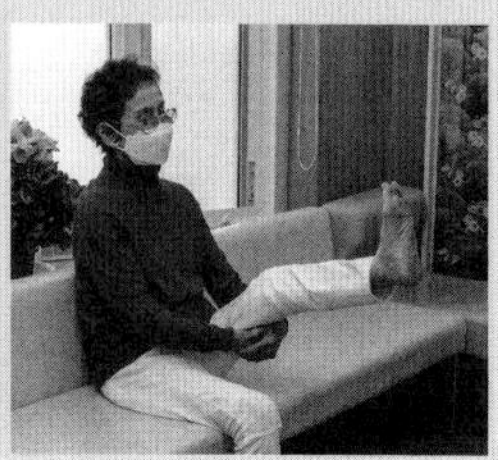

2014年から週1回、「沢田はしもと内科」にて参加費無料で開催されている「しをり体操教室」。私は院長の橋本しをり先生とは山を通じて知り合い、教室がスタートしたときから講師を務めています。

受講者のなかでとくに印象的な方が西野ゆきさんです。ふらふら歩く西野さんの太ももの前側に触れた第一印象は、「まるで太ももの骨を触っているよう」でした。しかし1年後の現在では歩ける距離が延び、クルマ頼りの生活から徐々に脱却しつつあります。西野さんご自身はこの1年間で身体と心の変化をどのように感じているのでしょうか。

「しをり体操教室」に参加したきっかけは？

脚が思うように上がらなくなって、段差につまずいて転ぶことが多くなり、そのたびにCTを撮るなどしていました。そんな状況をみて、橋本先生から「しをり体操教室」への参加をすすめられたことがきっかけです。

この1年間で身体はどう変わりましたか？

脚がラクに上げられるようになり、転ぶことがなくなりました。橋本先生や石田先生からも太ももの筋肉がついてきたといわれています。「やればできる」、「もっと元気になれる」と思えるようになって、感謝するとともに感激しています。

教室に通うようになって生活に変化はありましたか？

体操を続けられている自分に自信がもてるようになりました。

石田先生の動きを真似て、できるかぎりその動きに近づけられるようにとがんばって身体を動かしているだけなのですが、それでも効果を実感できていることがうれしいです。

筋トレやストレッチのありがたさ、大切さを身に染みて感じています。

とくに、歩くことが楽しくなったことが大きな変化だと感じています。参加して本当によかったと思っています。これからも続けていくつもりです。

いくつになっても筋肉は増やせます

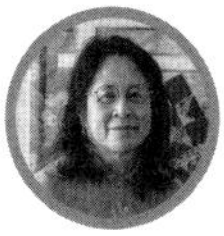

沢田はしもと内科院長
橋本しをり先生
専門：脳神経内科
日本山岳会会長（2024年現在）

西野さんには、とくに太ももの筋肉量を増やしていただきたいと思い、お誘いしました。

すばらしいのは、ただ歩けるようになっただけではなく、歩くスピードも上がったというところです。加えて、徐々に表情が明るくなり、明るい色の服を着るようになるなど、心の変化も感じられ、私もうれしく思っています。

歩くことは認知機能の改善にも効果的なので、ご高齢の方には少なくとも歩くために重要な太ももの筋肉を鍛える運動だけは行ってほしいですね。

西野さんの例からもわかるように、いくつになっても筋肉をつけることは可能なので、あきらめずに運動に取り組んでほしいです。

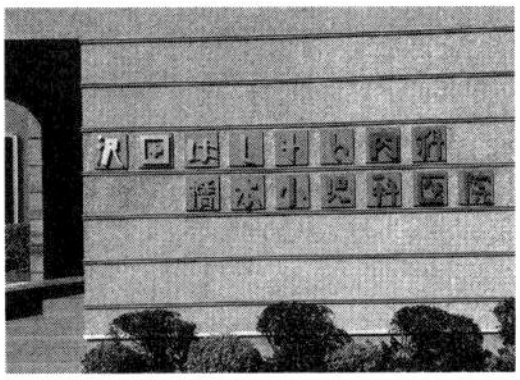

モニターレポート 2

何歳からでも筋力や柔軟性を取り戻せる

貯筋サークル茗荷谷

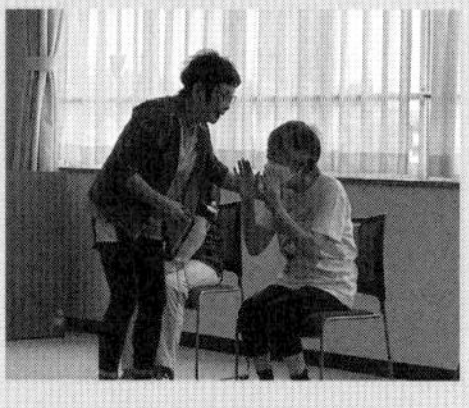

貯筋サークル茗荷谷は、2010年から東京都文京区の施設を利用して週に一度開催されている運動教室。参加者の年齢層は50～90代と幅広い。文京区民以外も参加可能。

問：貯筋サークルクラブ事務局 0994-46-4817

私は過去に鹿屋体育大学の客員教授を務めていた関係で、貯筋健康プロジェクトに取り組むNIFSスポーツクラブの活動の一環として行われている貯筋サークル（福永哲夫先生監修）の講師を担当しています。

大学が休みになり教室が開催されない時期は自分たちで会場を借り、毎週休まず同じ内容で教室を続けています。

ここでは中高年の方を対象に、全身をくまなく動かすための筋トレを指導しています。現在の参加者の平均年齢は77歳ですが、皆さん年齢を感じさせない、よい動きができていると感じています。ここでは、参加者の声をご紹介しましょう。

貯筋サークル茗荷谷を続けている理由は？

「体力を維持して最後まで自分の脚で歩き続けたいから」、「いつまでも思いどおりに身体を動かし続けたいから」、「いまの生活を続けて少しでも長く元気でいたいから」……。

ただ長生きしたいのではなく、きちんと目標をもって健康で長生きをするためには筋トレが有効と考え、教室に参加している方が多いことがわかります。

また、「参加したことで健康に自信がもてるようになり、毎日の生活が楽しくなったから」と、心の変化を続ける理由にあげる方も多くいます。

同年代の人と比べて自分は何歳くらい若いと思いますか？

参加者全員が実年齢より自分が4歳以上は若いと感じていると回答しました。なかには10歳以上と答えた方もいます。

これは体力的な年齢だけではなく、見た目年齢に関しても同じなようで、教室に通うようになって、「若く見える」といわれるようになったという方も多くいます。

見た目に自信がついたら、おしゃれをして外出したり、趣味の仲間や同級生など、誰かと会いたくなるようになったという方も。すると、ますますきれいになって若返る！　参加者の声からも、筋トレは身体だけではなく心の健康にも貢献してくれることがわかっていただけると思います。

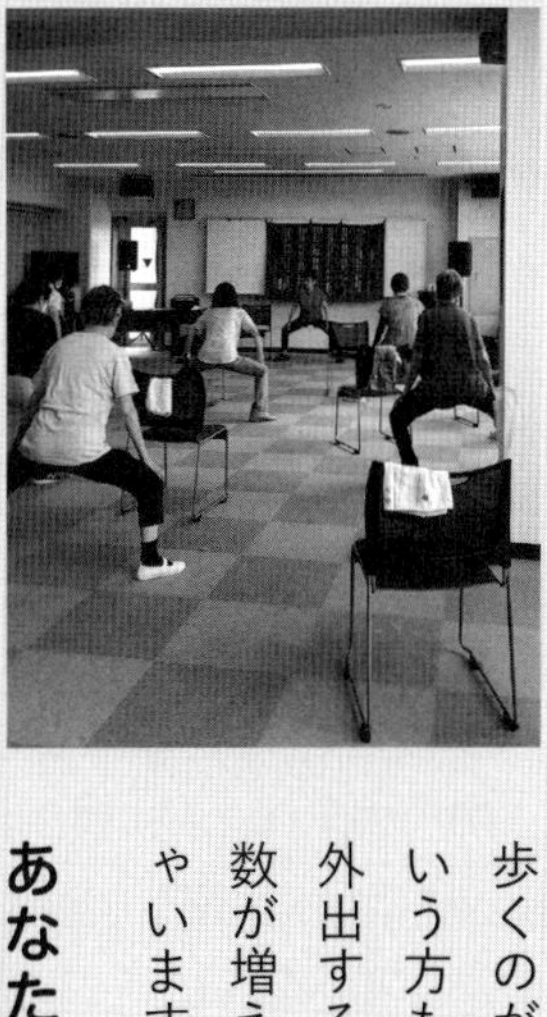

1日に何歩くらい歩きますか？

平均は4785歩、なかには1万歩も歩くという強者も！

筋トレを続けることで身体が思いどおりに動かせるようになり、歩くのが苦にならなくなったという方もいれば、前述のように、外出する機会が増えて自然と歩数が増えたという方もいらっしゃいます。

あなたの10年後の理想の状態は？

「自分のことは自分でできる身体でいることが理想」と答える方が大部分です。また、「友人や家族と食事や旅行を楽しめる体力を維持することが理想」という方もいます。

いずれにせよ、なりたい自分をイメージして運動をすることはとても大切です。目標があると続けようという気持ちが高まるからです。

体力年齢は何歳？

2つのテストでチェックしましょう。

テスト1

開眼片脚立ち

[測定方法]

2回行い、よいほうの記録で判定。1回目で120秒間バランスを崩さず立ち続けられたら、その記録で判定（2回目は行わなくてOK）。

性別・年齢別の平均時間（秒）

年齢（歳）	男性	女性
65〜69	78.93	84.64
70〜74	67.77	71.06
75〜79	59.65	53.53

参考：スポーツ庁
令和2年度「体力・運動能力調査」より
調査対象は65〜79歳のみ

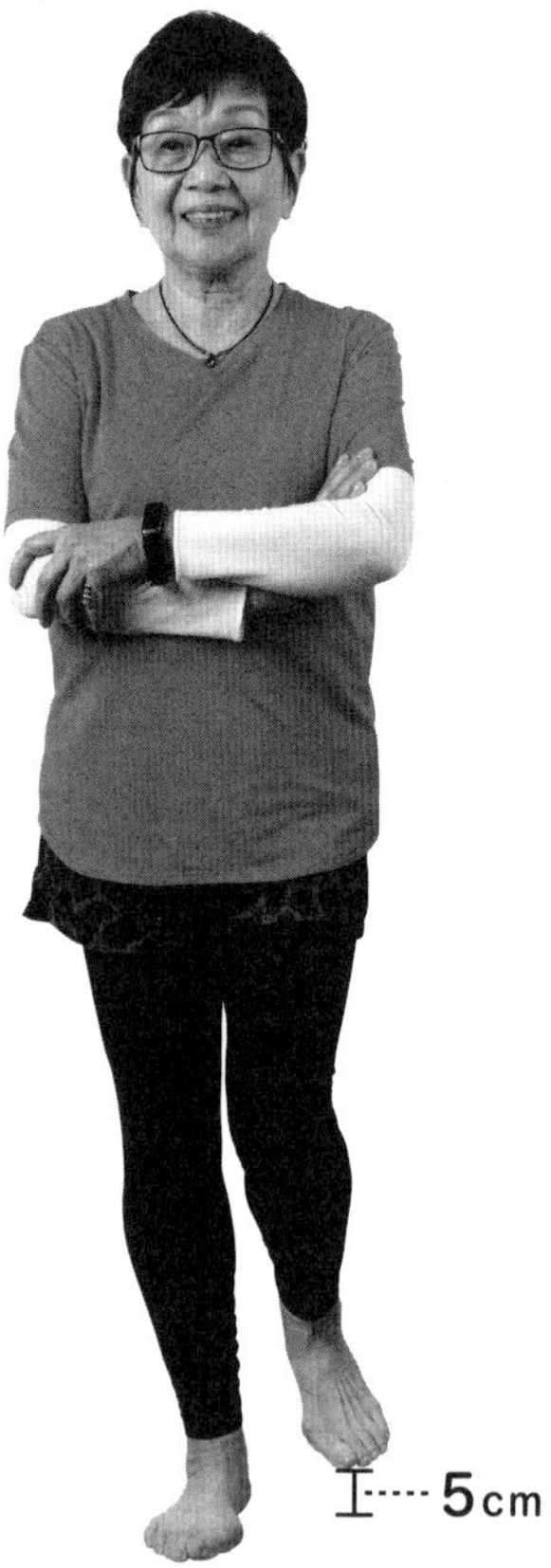

両腕を組み、両眼を開けたまま片脚を5cmほど上げる。床についているほうの脚がずれるまでの時間を計る。

チェック！

実践！あなたの

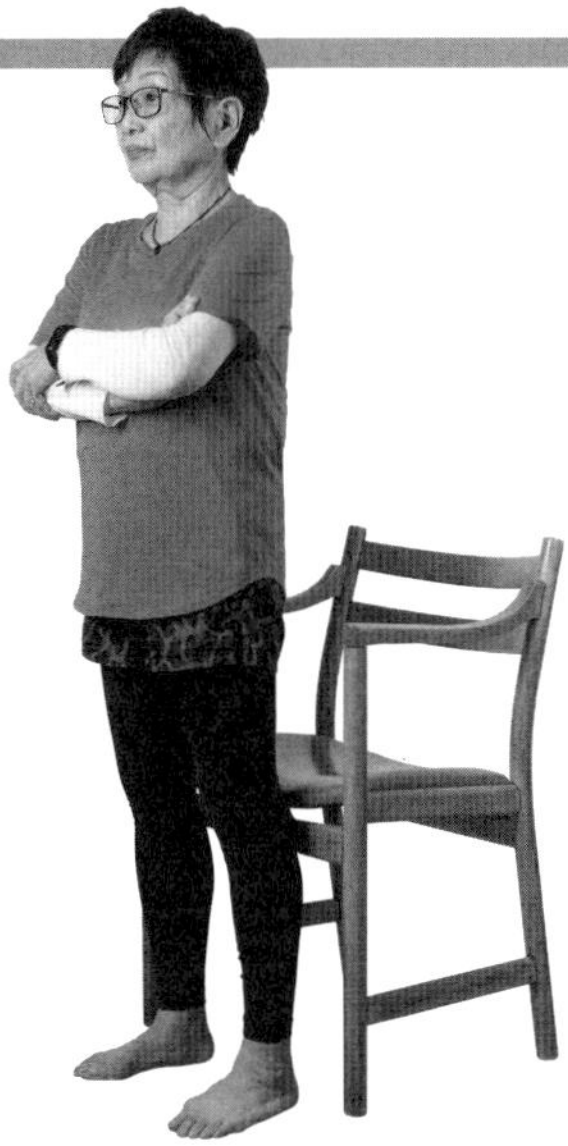

脚は肩幅くらいに開く。
立つときは前を向いて
膝を伸ばす。

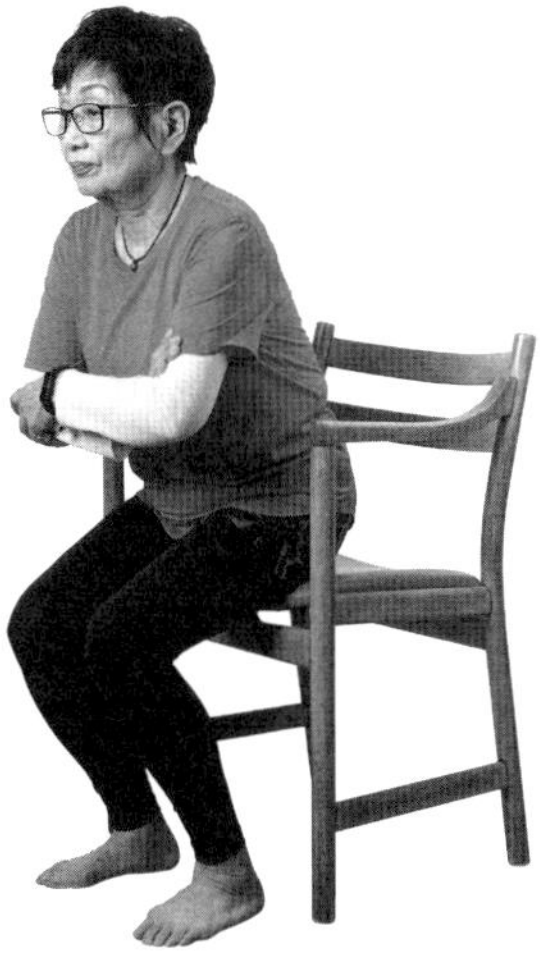

座るときは必ず座面に
お尻をつける。

テスト2

イス立ち上がり

[測定方法]

立っている状態から座る、立つを繰り返し、10回目に立ち上がったところでかかった時間を計測。

性別・年齢別の平均時間（秒）

男性			
年齢（歳）	速い	普通	遅い
50～59	7秒以内	8～12秒	13秒以上
60～69	8秒以内	9～13秒	14秒以上
70～	9秒以内	10～17秒	18秒以上

女性			
年齢（歳）	速い	普通	遅い
50～59	7秒以内	8～12秒	13秒以上
60～69	8秒以内	9～16秒	17秒以上
70～	10秒以内	11～20秒	21秒以上

参考：早稲田大学福永研究室（抜粋）

2 筋トレとストレッチは別もの。どちらも健康維持には欠かせない運動

時々、運動教室に参加する方から筋トレとストレッチの違いがわからないと質問を受けることがあります。混同されがちですが、筋トレもストレッチも同じ身体運動ではあるものの目的や効果はまったく違います。

■筋トレ

筋肉に負荷をかけてダメージを与えることで筋肉量を増やし、筋線維を太くすることが目的の運動です。ただし、筋トレだけでは筋肉量を増やし、筋力をつけることはできません。102ページで解説したとおり、筋トレにプラスして、十分な栄養、質の高い睡眠をとることが不可欠となります。

加齢とともに身体を動かす機会は徐々に減り、筋肉は退化し、萎縮していきます。そのため、高齢になったら、よりいっそう筋トレをする時間を設ける必要があるのです。

次のページからは、筋トレとストレッチの目的や効果についてさらに詳しく解説していきます。

■ストレッチ

ストレッチとは、日本語では「伸ばす」という意味で、その言葉どおり、硬くなった筋肉や関節を伸ばすことで柔軟性を高めたり、血流を改善することを主目的とした運動です。

ストレッチを行うことで、関節を動かすことができる範囲(可動域)が大きくなり、身体をしなやかに動かすことができるようになります。

十分にストレッチができていないと血流が滞り、筋肉や関節もスムーズに動かすことができず、ケガや痛みの引き金になります。また、高齢になればなるほど柔軟性が落ちるため、ストレッチを十分に行うことが重要となります。

3 質の高い筋肉をつける筋トレを行う

筋トレの目的は、筋肉量を増やすだけではなく、力強く地面を蹴ったり、重いものを持ち上げたりするなど、**強い力が発揮できる質のよい筋肉をつける**ことにあります。ちなみに、重いバーベルなどの道具を使う必要はなく、自分の身体の重さを利用して行う、自重トレーニングと呼ばれる筋トレで十分に質のよい筋肉をつけることができます。

ただし、質のよい筋肉をつけるためには、いくつかの点に留意して筋トレを行う必要があります。

①正しいフォームで行う

背中を丸めたり、間違ったフォームで筋トレを続けると、期待できる効果が十分に得られないうえ、関節などを痛めるおそれがあります。

② 目的により負荷や回数を変える

筋肉量を増やすことを目的とする場合、負荷を上げてきついと感じるくらいの回数を行いましょう。長時間にわたり力を発揮できる持久力のある筋肉をつけることを目的とする場合、負荷を下げてそのぶん回数を多くしましょう。いずれの場合も、ラクにこなせるようになったら、回数や時間を増やして行うことで効果を高めることができます。

③ 前後・左右、バランスよく行う

片脚ずつ行うような筋トレの場合は左右とも行いましょう。片方だけ鍛えると、左右の筋力に差が生じ、身体のゆがみが生じるおそれがあります。また、お腹を鍛えたら背中も鍛えるなど、前後もバランスよく鍛えましょう。

筋トレを行う時間帯ですが、食前、食後を避け、日中に行うことをおすすめします。

筋トレ

P118-129の筋トレにチャレンジしましょう!

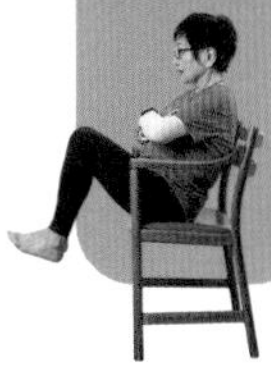

4 筋トレの後には必ずストレッチを！

ストレッチを「筋トレのおまけ」程度に思っている人は意外と多いものです。しかし、それは間違いで、**筋トレとストレッチは必ずセットで行う必要があります。**

では、なぜ筋トレの後にストレッチが必要なのか、詳しくお話ししましょう。

①筋肉の血流をよくして疲労物質を取り除く

筋トレ後には体内に疲労物質が発生するため、排出しないと疲労感が残ります。ストレッチをして血流をよくすることで疲労物質をすみやかに排出することができます。

②筋肉の緊張をときほぐす

筋トレ後の筋肉は緊張して硬くなっています。ストレッチには筋肉をリラックスさせる効果があるため、硬さをとることができます。

③ 心をリラックスさせる

心身をリラックスさせる神経である副交感神経の働きが高まり、筋トレをして高ぶった神経を鎮めることができます。

ストレッチを行う際の注意点

① 外が寒い、体温が低いといったときは無理にストレッチをしてはいけません。身体が冷えた状態でストレッチを行うと、筋肉や関節にダメージを与える危険があります。上着などで寒さを防ぎながら身体を軽く動かし、体温を上げてから行います。体温を上げる運動としては、私が行っている40ページで紹介した朝の運動がおすすめです。

② 急な動きは筋肉や関節を痛める危険があります。リラックスして反動を使わずにゆっくり身体を動かしましょう。

ストレッチ

P130-141のストレッチにチャレンジしましょう!

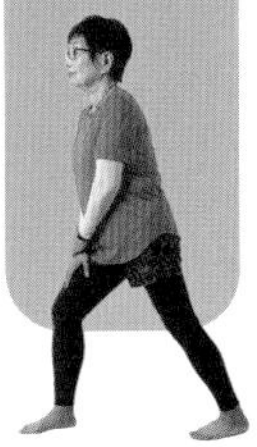

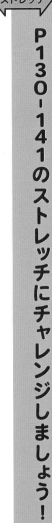

身体になる
ストレッチ

1
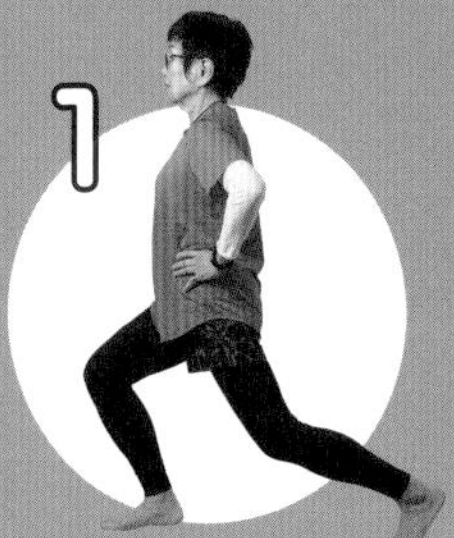

フロント&
バックランジ
P118

2
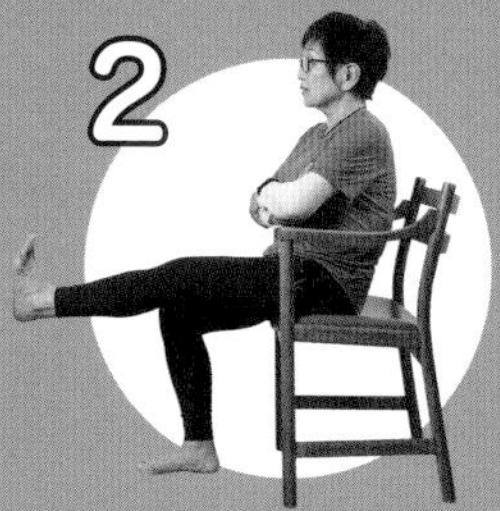

座って片脚上げ
P120

3
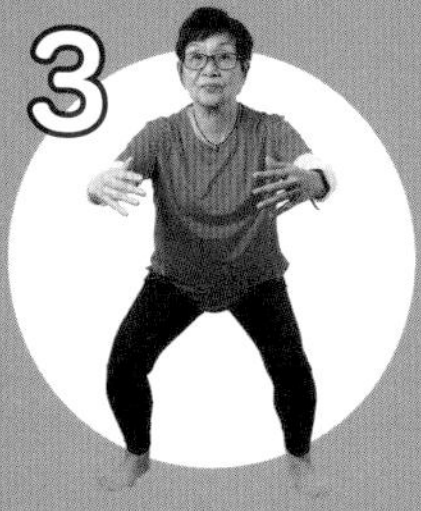

スクワット
P122

4
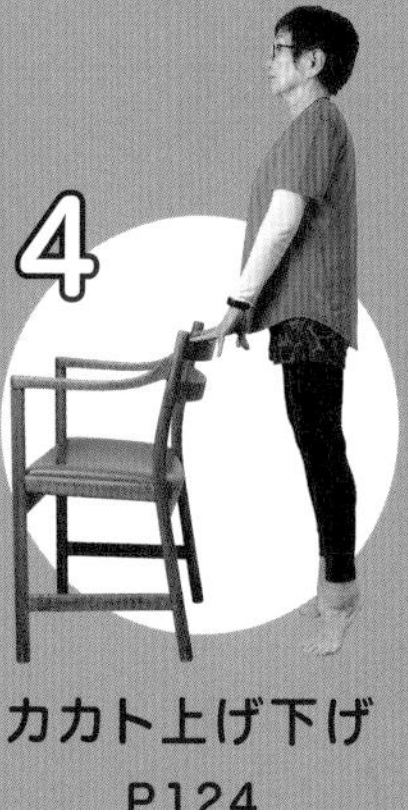

カカト上げ下げ
P124

5
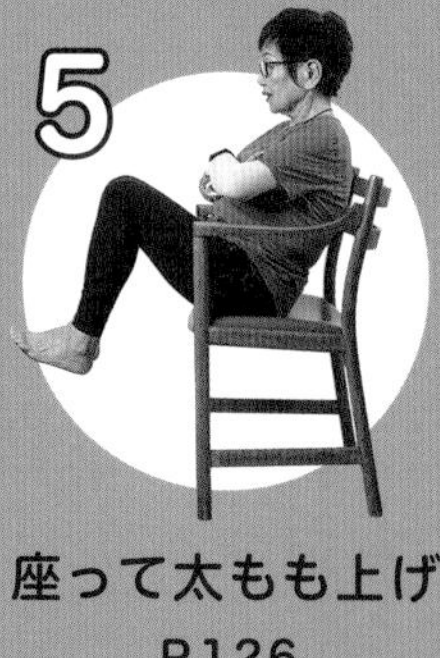

座って太もも上げ
P126

6
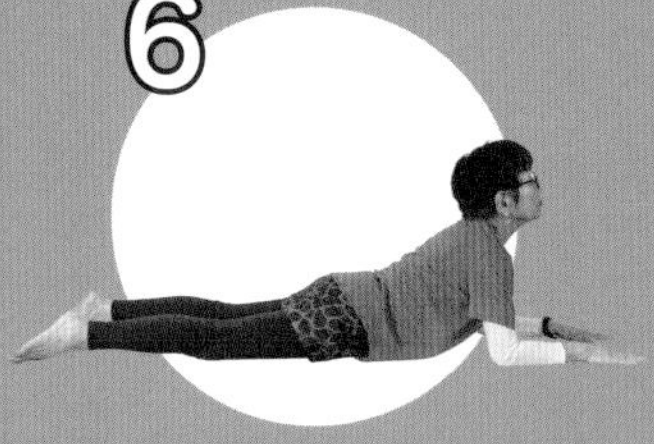

上体そらし
P128

筋トレ

スイスイ動ける
12の筋トレ&

1

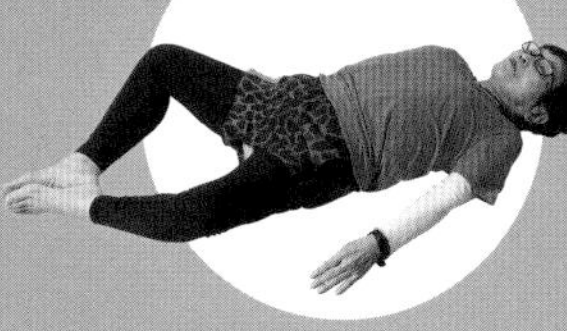

股関節の
ストレッチ
P130

2

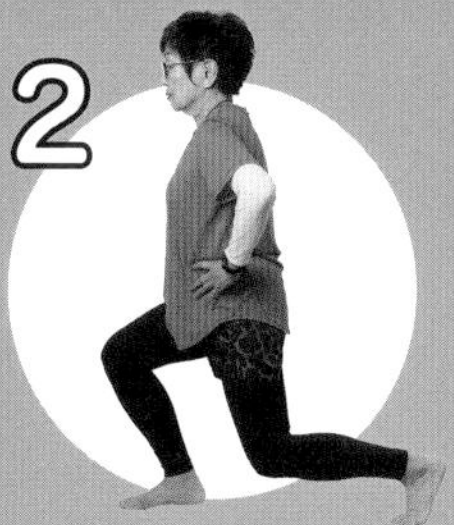

お尻まわり&
太もも裏ほぐし
P132

3

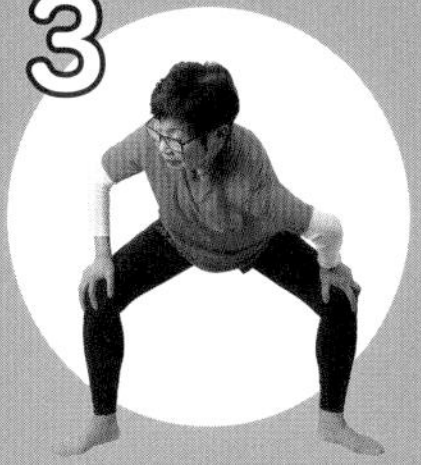

上体ひねり
P134

4

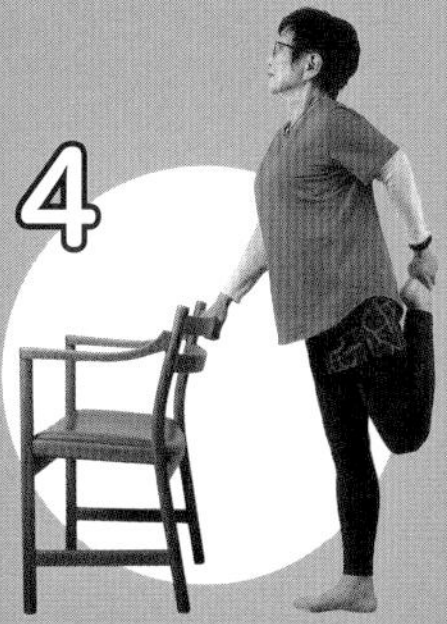

太もも前伸ばし
P136

5

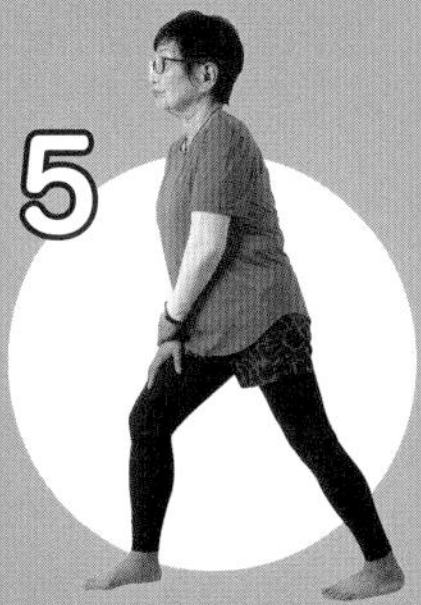

ふくらはぎ&
アキレス腱伸ばし
P138

6

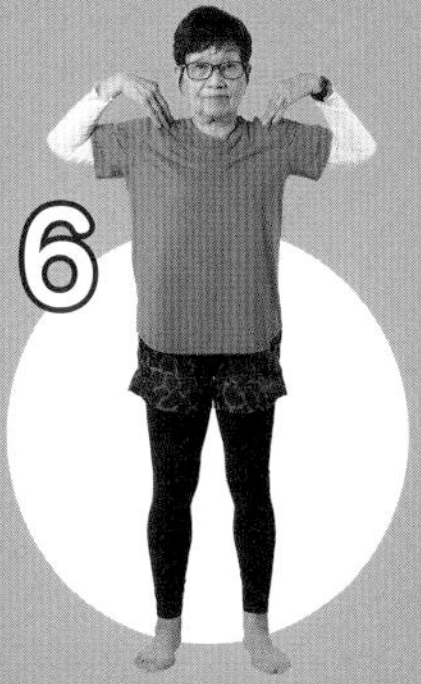

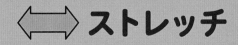

肩甲骨ほぐし
P140

⇔ストレッチ

筋トレ 1

歩くスピードがアップする

フロントﾠ&バックランジ

回数

フロントランジ
右を5回
左を5回

バックランジ
右を5回
左を5回

1

両手を腰に添え、両脚をそろえて背すじを伸ばして立つ。

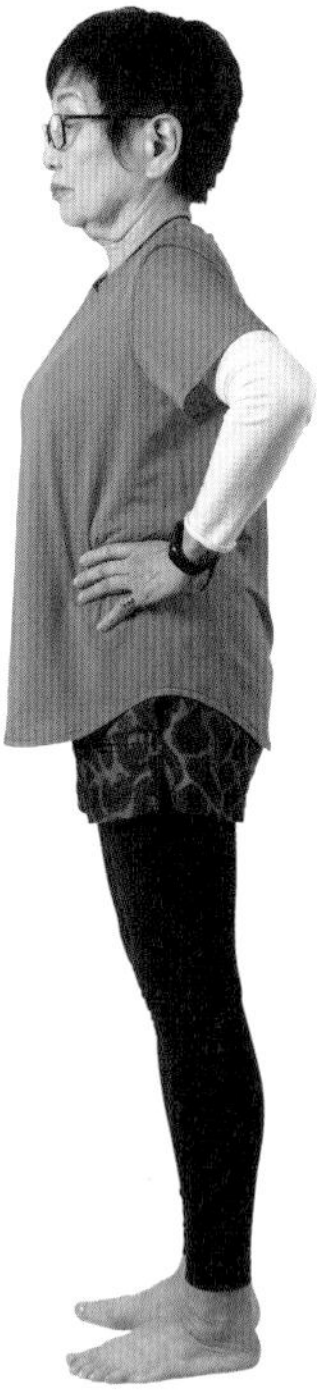

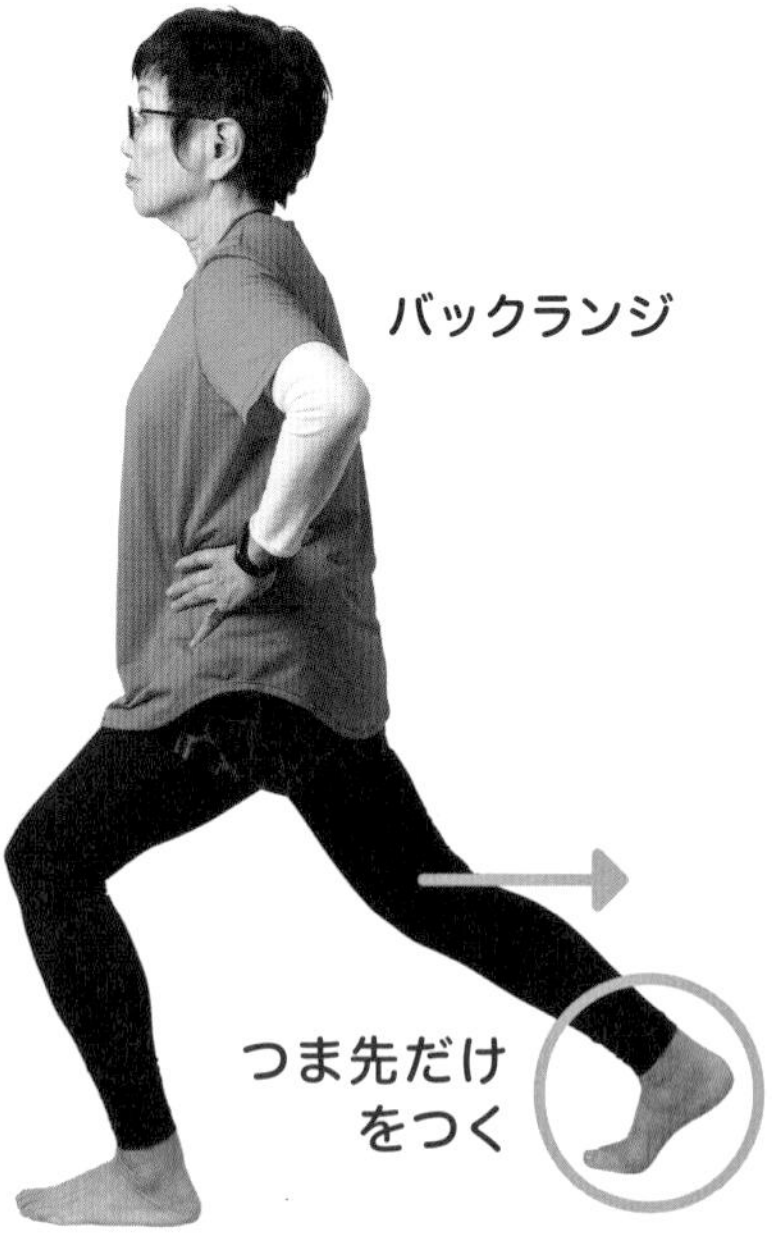

3

次に、片脚を一歩後ろに引く。引いた脚のつま先にグッと力を入れ、腰を落としたら素早く元の位置に戻る。

POINT

太ももの前後、お尻まわりの筋肉を効率的に鍛えることができる筋トレです。これらの筋肉を鍛えると、身体の安定感が増し、歩幅が広がります。また、踏み出す力も強くなるため、歩くスピードもアップします。

負荷を上げる

脚を大きく前に踏み出す、大きく後ろに引くほど筋肉への負荷は高まります。ただし、前かがみになったり、バランスを崩すと効果が薄れてしまうので、はじめは無理のない範囲で行いましょう。

フロントランジ

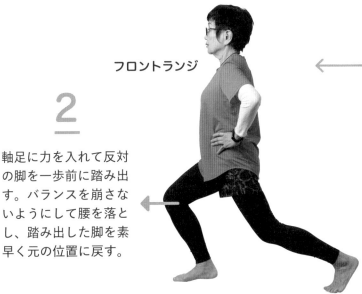

2

軸足に力を入れて反対の脚を一歩前に踏み出す。バランスを崩さないようにして腰を落とし、踏み出した脚を素早く元の位置に戻す。

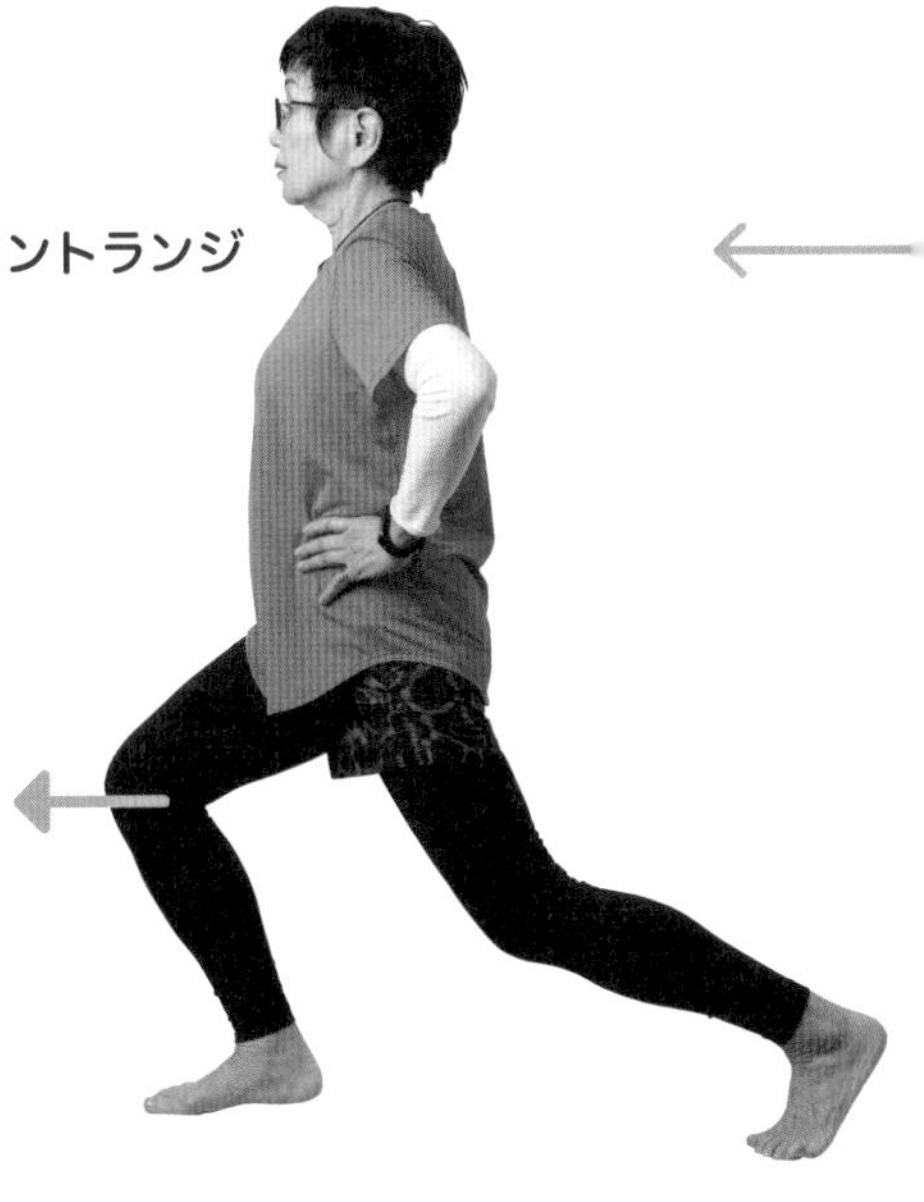

筋トレ 2

サルコペニアの進行を食い止める！

座って片脚上げ

回数
左右
各10回

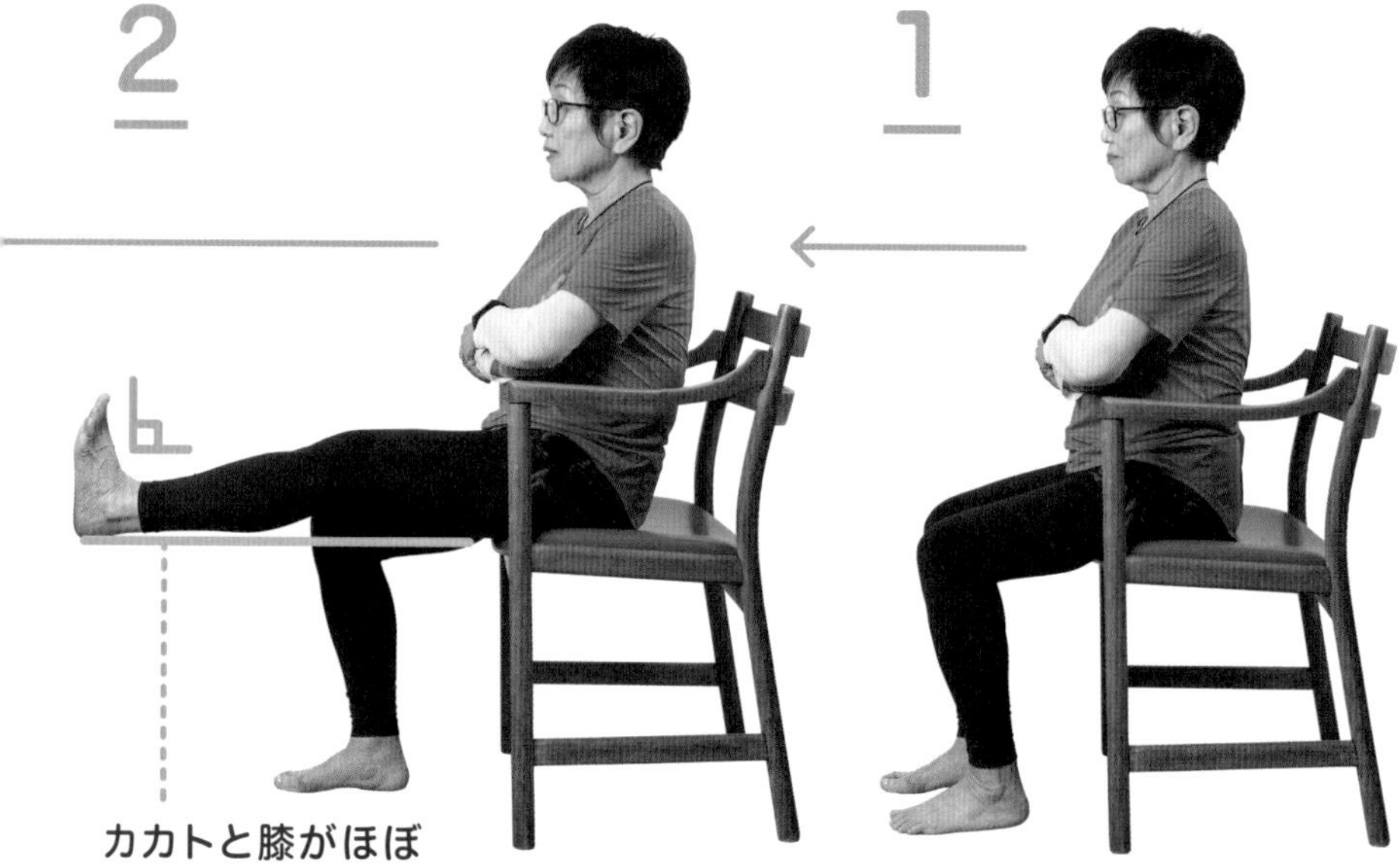

カカトと膝がほぼ
同じ高さになるように

片方の脚を床と平行になる高さまで上げ、膝をまっすぐにしたままつま先を立てて足首を直角にする。ここをスタートポジションとする。

腕は胸の前で軽く組んで安定したイスに背すじを伸ばして座る。このとき、背中を背もたれにつけないようにする。

POINT

太もも前側の筋肉（大腿四頭筋《だいたいしとうきん》）を集中的に鍛えられる筋トレです。大腿四頭筋は加齢によりもっとも筋肉量が減りやすい部位なので、サルコペニアの進行を食い止め、改善するためには太ももの前側の筋肉を増やすことが最重要です！

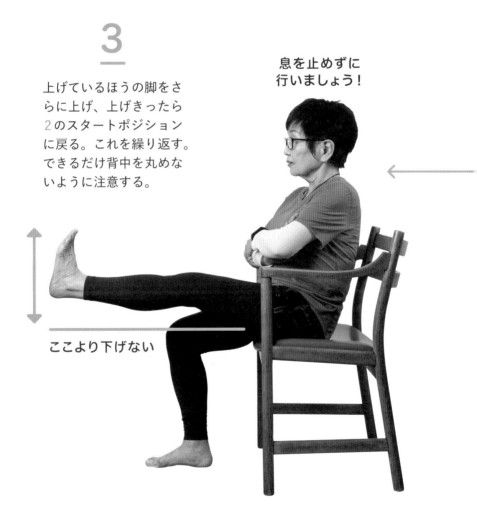

3

上げているほうの脚をさらに上げ、上げきったら2のスタートポジションに戻る。これを繰り返す。できるだけ背中を丸めないように注意する。

息を止めずに
行いましょう！
ここより下げない

筋トレ

3

日常生活におけるすべての動作が軽やかに

スクワット

回数

10回

1

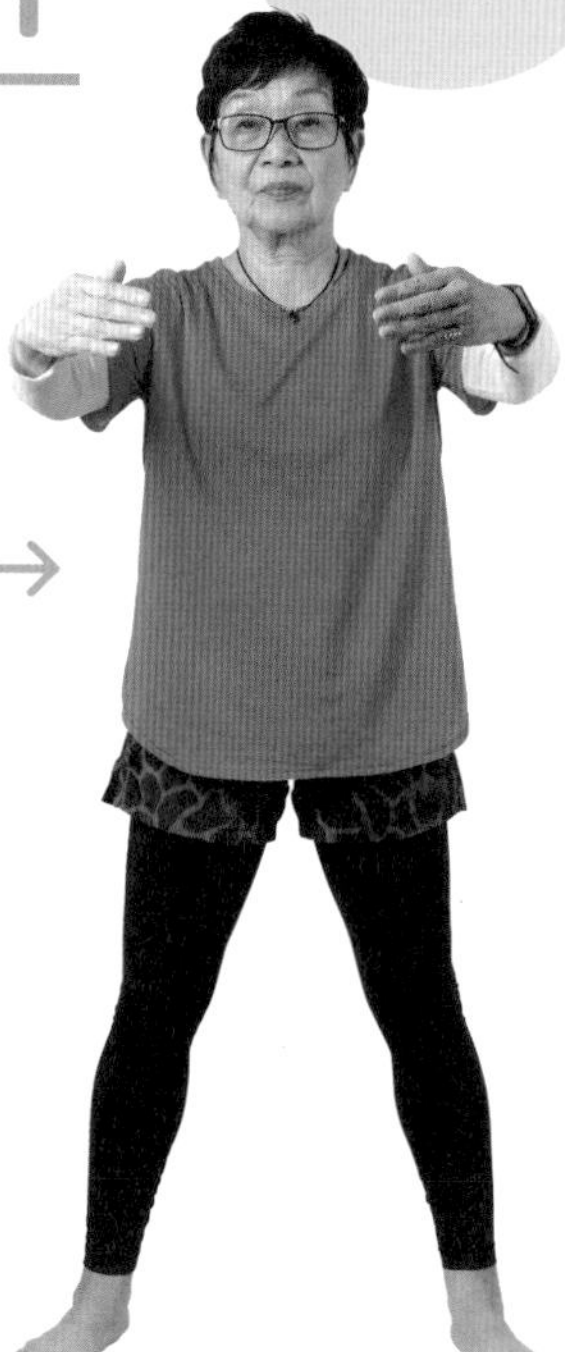

背すじを伸ばし、両足を肩幅よりやや広めに開いて立ち、大きなボールを抱え込むように手を広げる。膝とつま先は同じ向きにする。

2

腰を下げるときに
息を吐きます

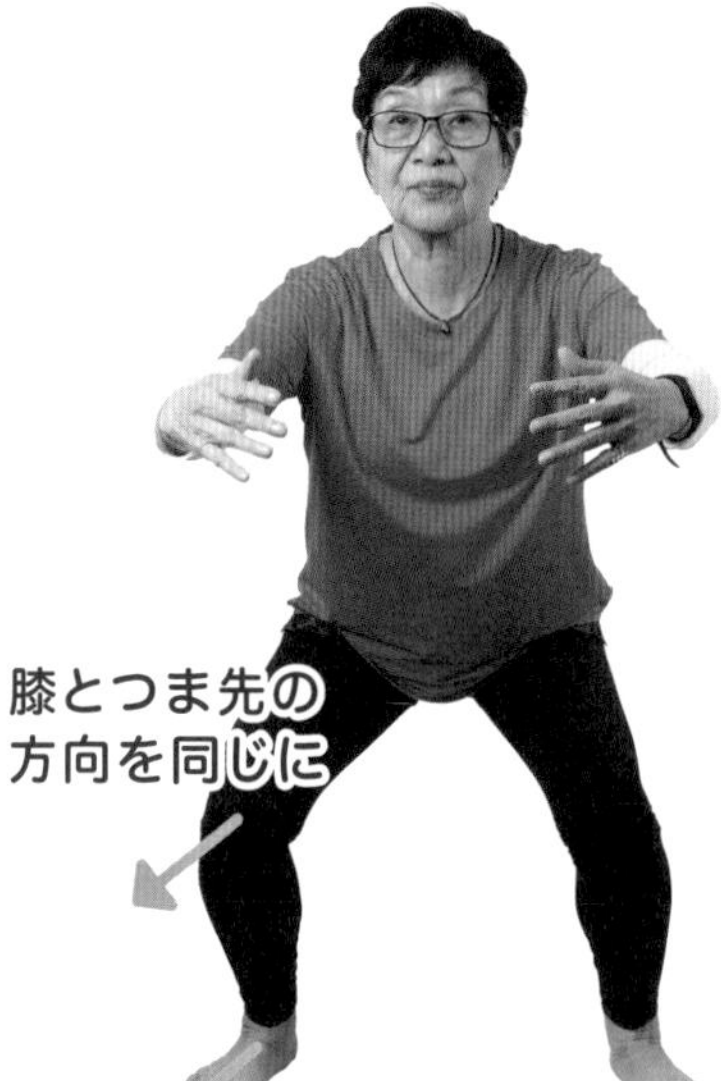

背中が丸まらないように注意しながら膝が直角になるくらいまでゆっくり腰を真下に落としていく。きつい場合は無理のないところまででOK。

POINT

スクワットは、太ももの前側はもちろんのこと、体幹と呼ばれる背中、腰や腹まわりの筋肉、お尻まわりなど、日常動作をスムーズにするために欠かせない筋肉をまとめて鍛えられる筋トレです。呼吸を止めないように注意しましょう。

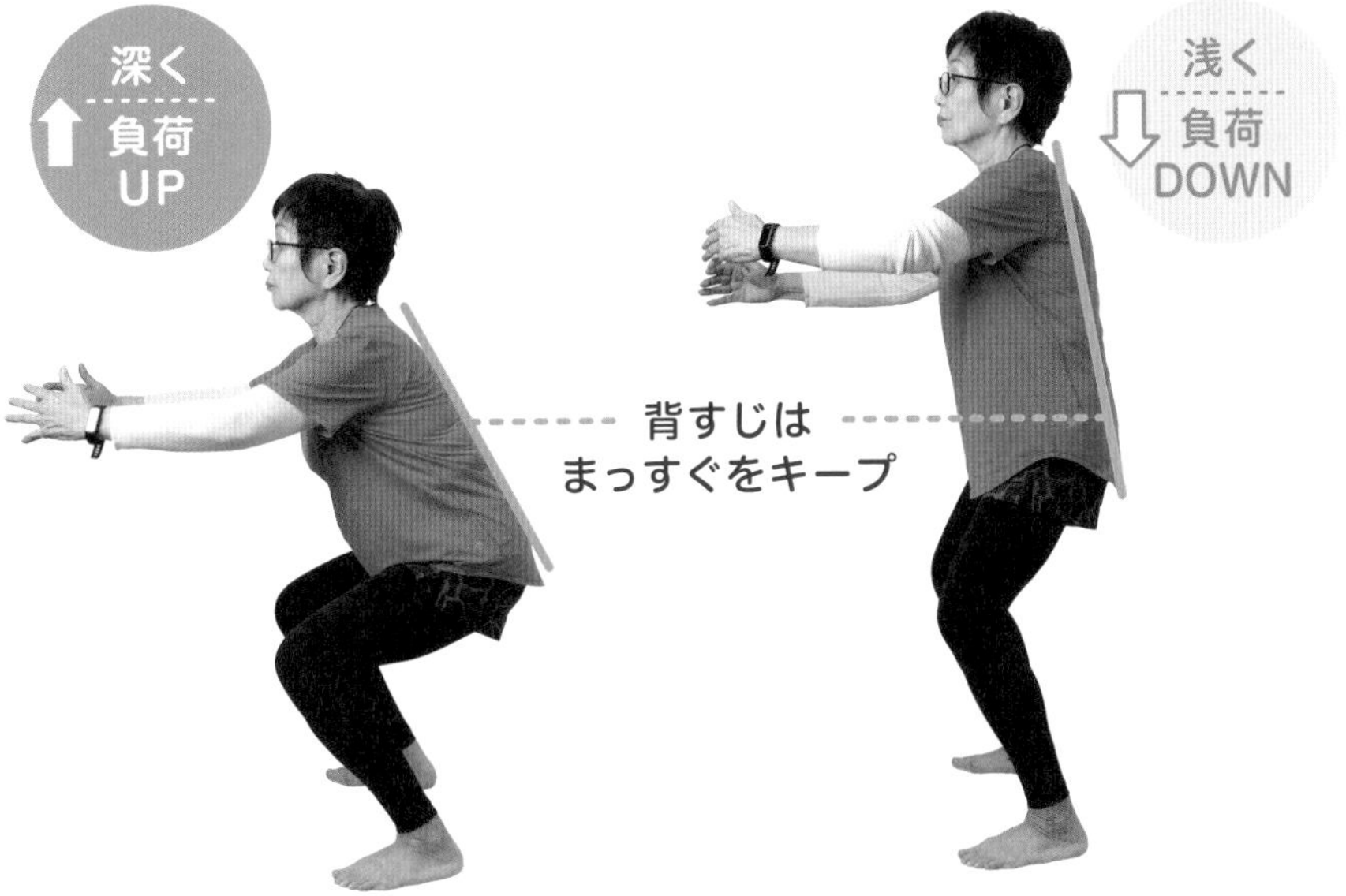
深く
負荷
UP
浅く
負荷
DOWN
背すじは
まっすぐをキープ

負荷を変える

腰を深く落とすと負荷を上げられますが、はじめはつらくないところまで落とせば十分です。筋力がついてくれば自然と深く落とせるようになります。また、**膝痛がある、膝の疾患をもっている人は無理に行わないようにしましょう。**

筋トレ

4

第二の心臓を鍛えて血流をよくする

カカト上げ下げ

回数

20回

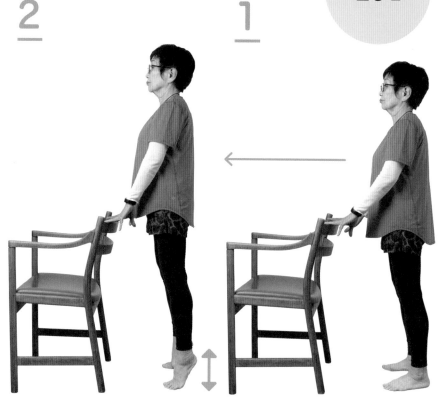

1

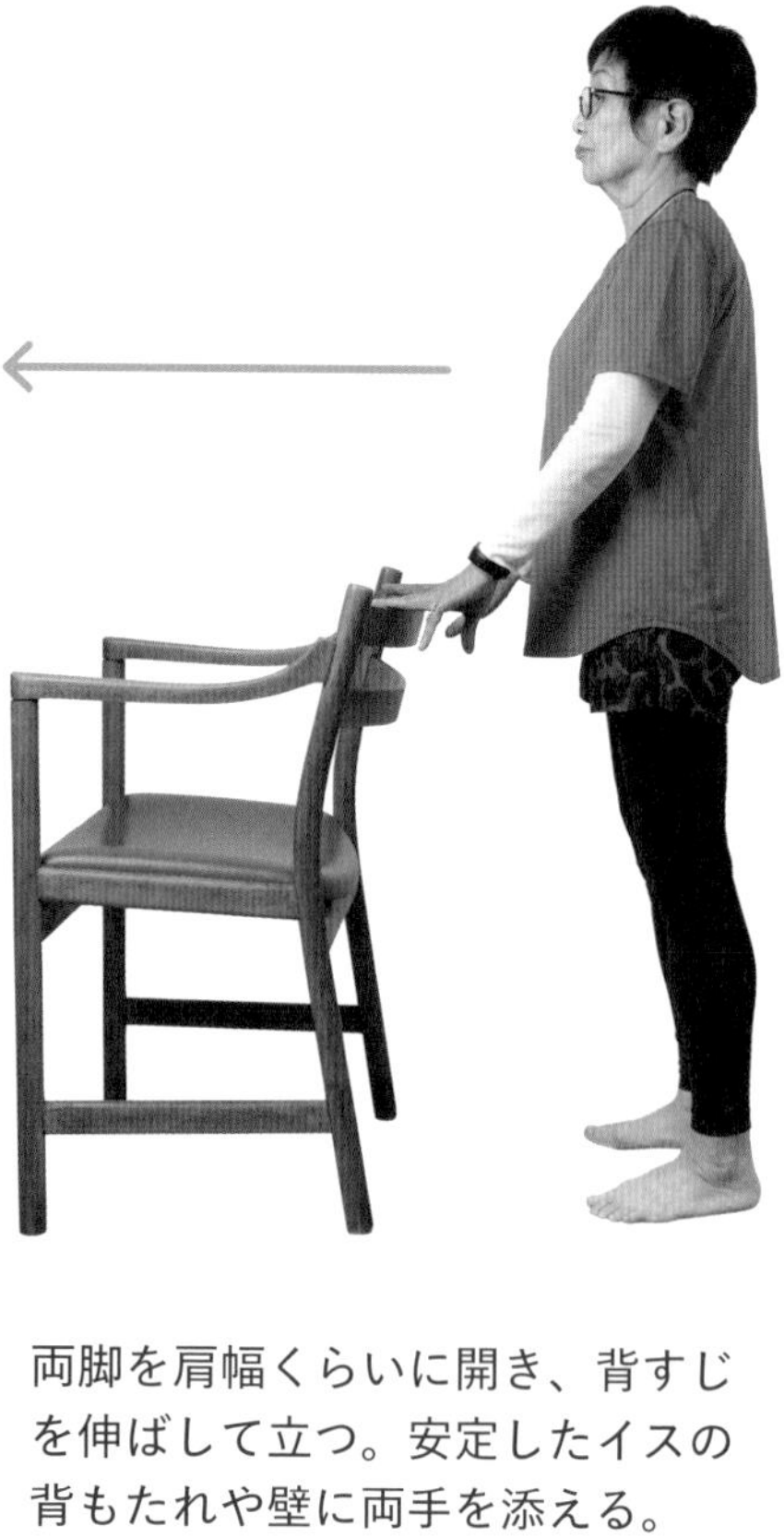

両脚を肩幅くらいに開き、背すじを伸ばして立つ。安定したイスの背もたれや壁に両手を添える。

2

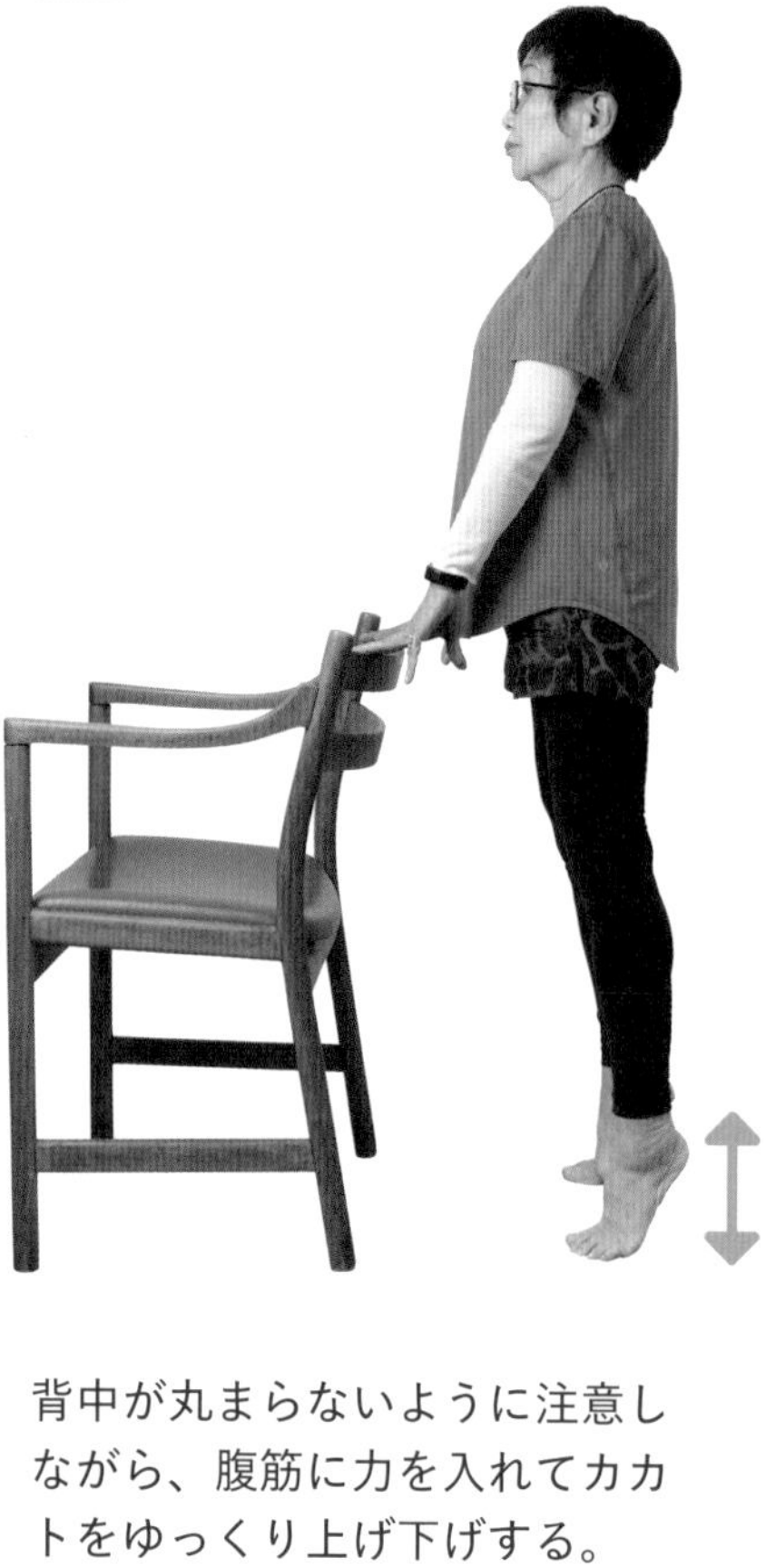

背中が丸まらないように注意しながら、腹筋に力を入れてカカトをゆっくり上げ下げする。

POINT

ふくらはぎの筋肉は安定して歩くために不可欠な部位です。また、第二の心臓ともいわれるふくらはぎは、脚にたまった血液を押し戻すポンプのような役割をもつため、鍛えることで血行がよくなり、脚のむくみも改善できます。

筋トレ つま先上げ下げ

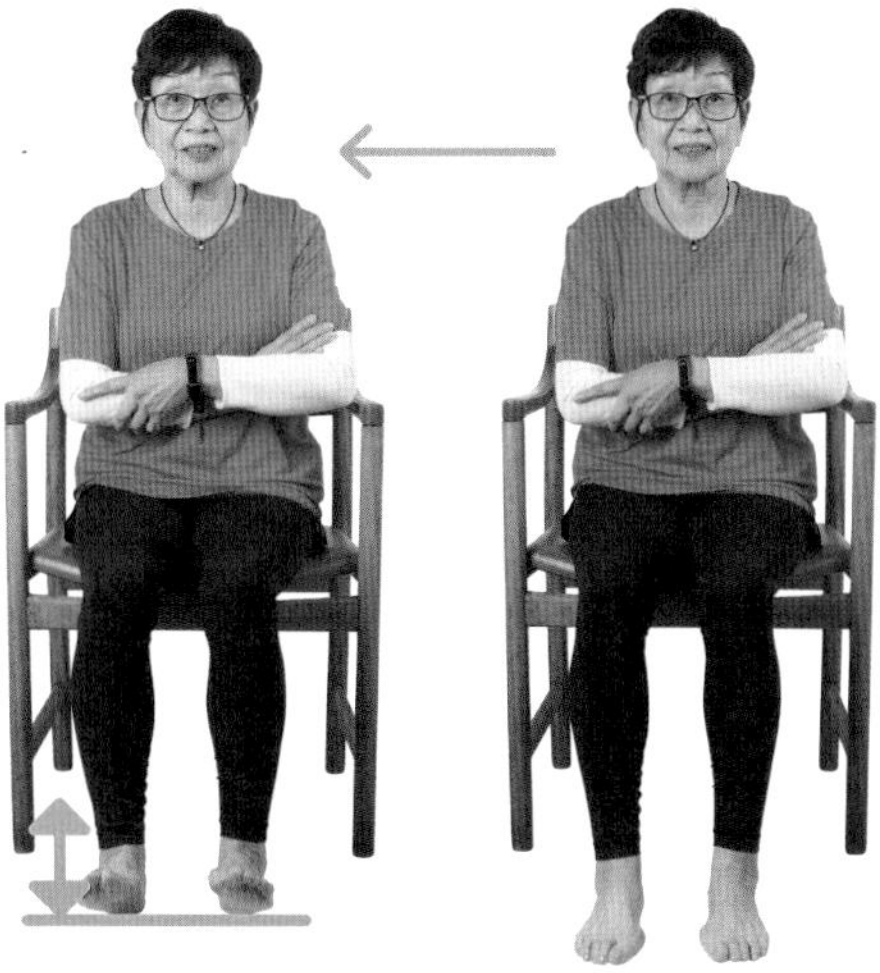

1

安定したイスに座る。背もたれに背中をつけないように注意。両脚は肩幅より少し狭いくらいに開く。

2

20回を目標に、両方のつま先を素早く上下させる。このとき、カカトが床から離れないように注意する。

カカトは床につけたままで

スネの筋肉も鍛えましょう

前脛骨筋《ぜんけいこつきん》と呼ばれるスネの筋肉は、つま先を上げるときに使われます。この筋力が衰えると段差でつまずいたり、転倒しやすくなります。前脛骨筋は鍛えづらく衰えやすい筋肉なので、毎日、この筋トレを行いましょう。

筋トレ

5

歩ける距離を延ばす

座って太もも上げ

回数

10回

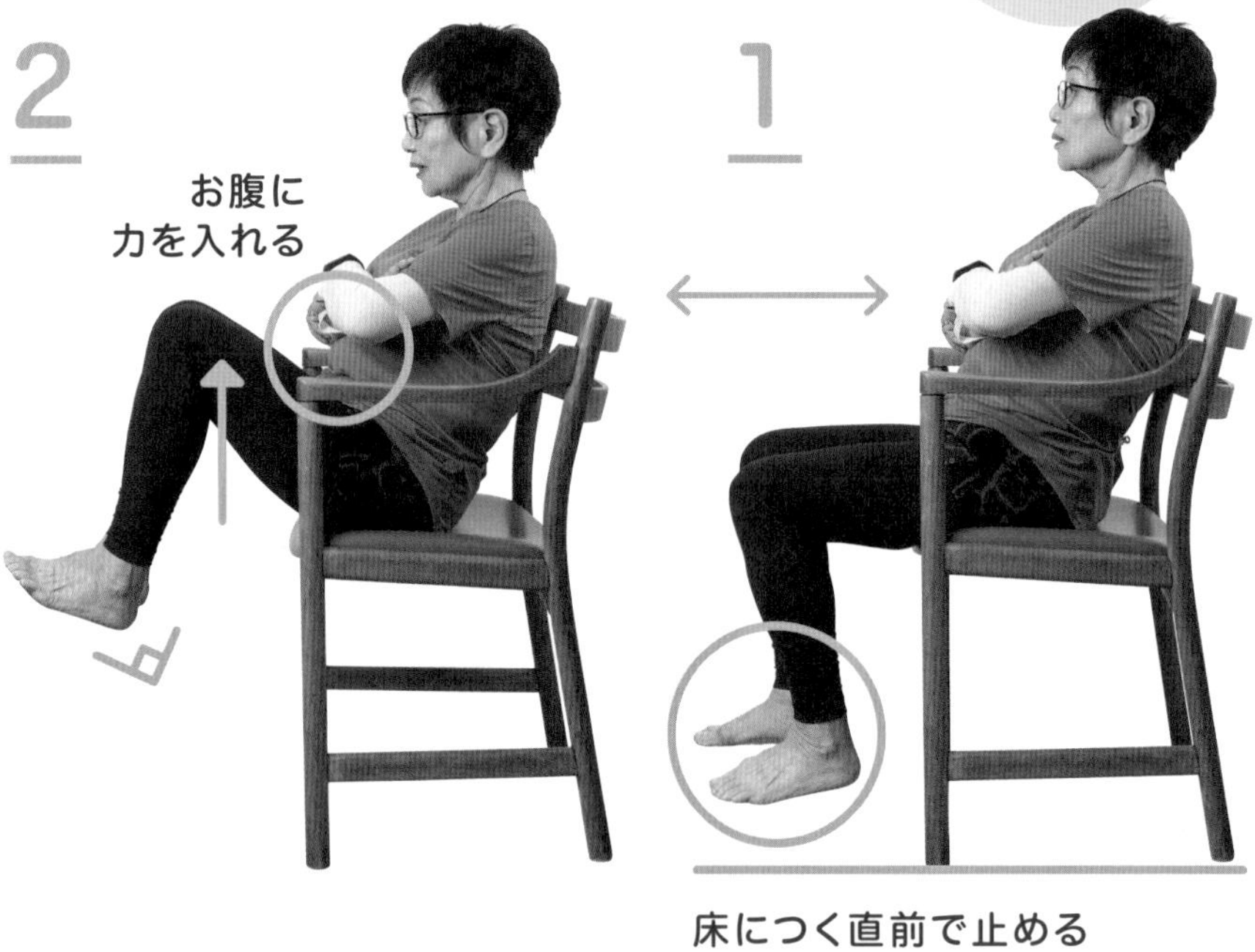
2
お腹に
力を入れる
1
床につく直前で止める

腕は胸の前で軽く組み、安定したイスに背すじを伸ばして座る。このとき、背中を背もたれにつけないようにする。お腹に力を入れ、できるだけ背中が丸まらないように意識しながら、太ももをゆっくり持ち上げ、床に足裏がつく直前までゆっくり下ろす。これを繰り返す。

POINT

とてもキツイ運動ですが、太ももの前、体幹まわり（腹筋・背筋）のほか、股関節まわりの筋肉を鍛えることができます。ここの筋力をつけると、長時間にわたり脚を動かし続けたり、脚を持ち上げることが苦にならなくなります。安定感も高まり、転倒のリスクも減らせます。

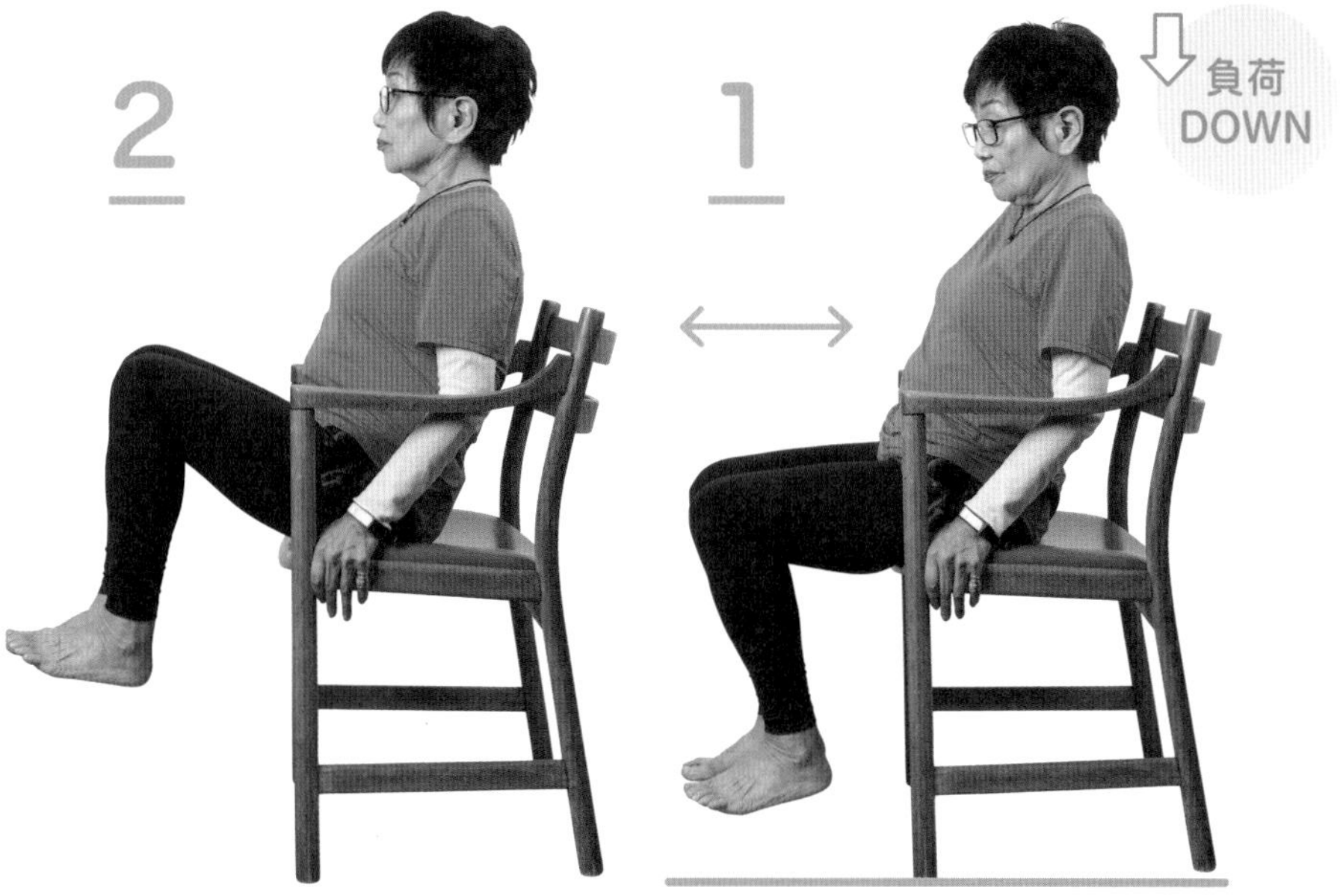

負荷を下げる

バランスがとりづらい場合は、両手で座面をつかんで身体を支えながら行いましょう。また、脚を浮かせたまま上下させるのがきつい場合、慣れるまでは脚を下げたときに足裏を床につけて上下させてもOKです。

筋トレ

6

スッと伸びた美しい背すじに！

上体そらし

秒数

10秒

1

うつぶせになり、両脚と両腕を肩幅くらいに開いて両肘を直角に曲げて床についた身体を支える。

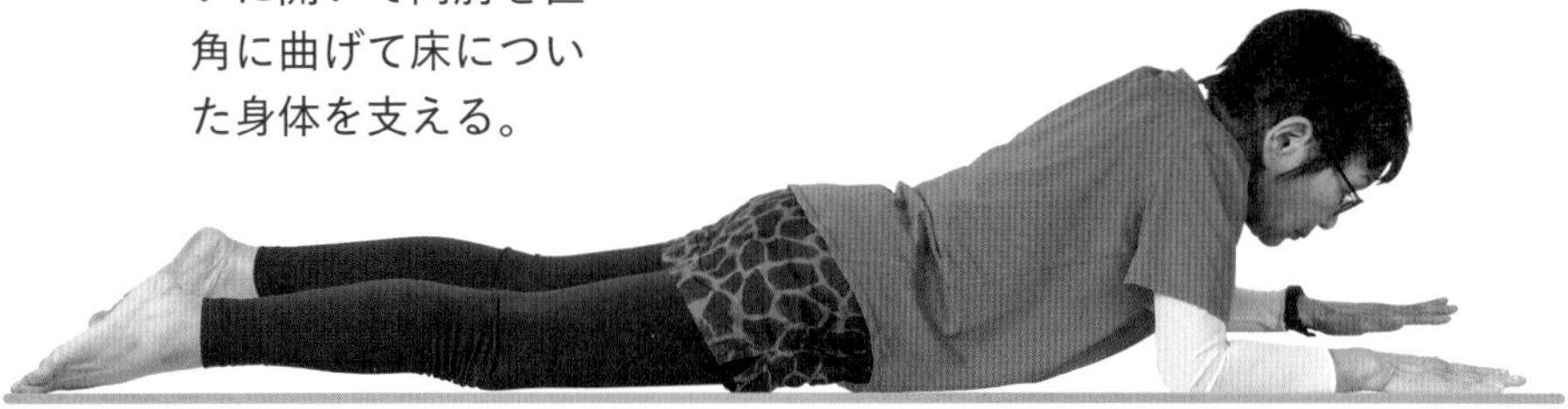

2

肘をついたまま上体をそらし、息は止めずに10秒静止する。

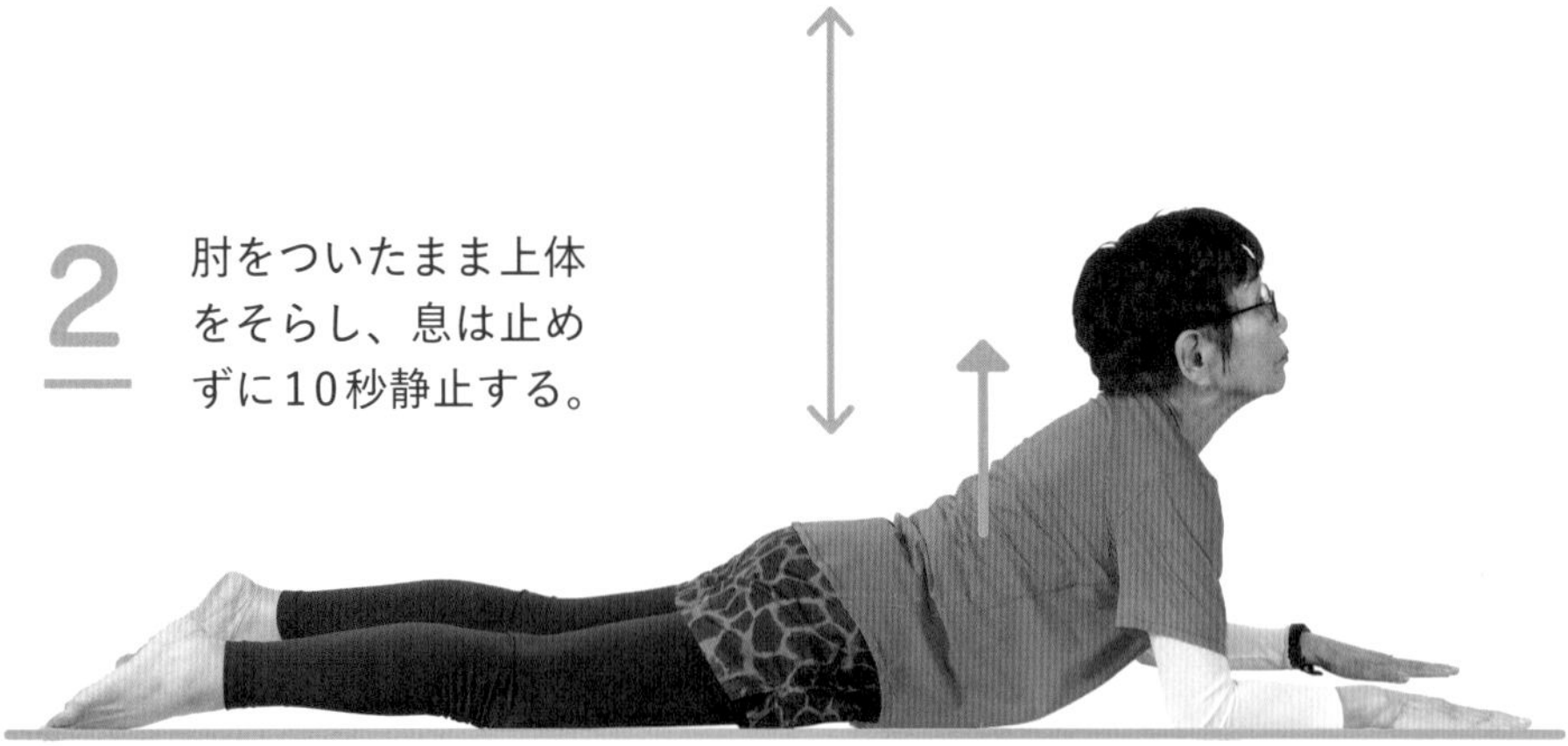

POINT

背中の筋肉は正しい姿勢を保つうえで欠かせません。筋肉量が減ると、背中が丸まるだけではなく、腰痛や高齢者に多い背骨の圧迫骨折のリスクも高まります。また、上体をそらすことで肩甲骨まわりの血行がよくなり、肩こりの改善も期待できます。

1

両脚と両腕を肩幅くらいに開いてうつぶせになり、片肘は床につき、もう一方の腕はまっすぐ前に伸ばす。

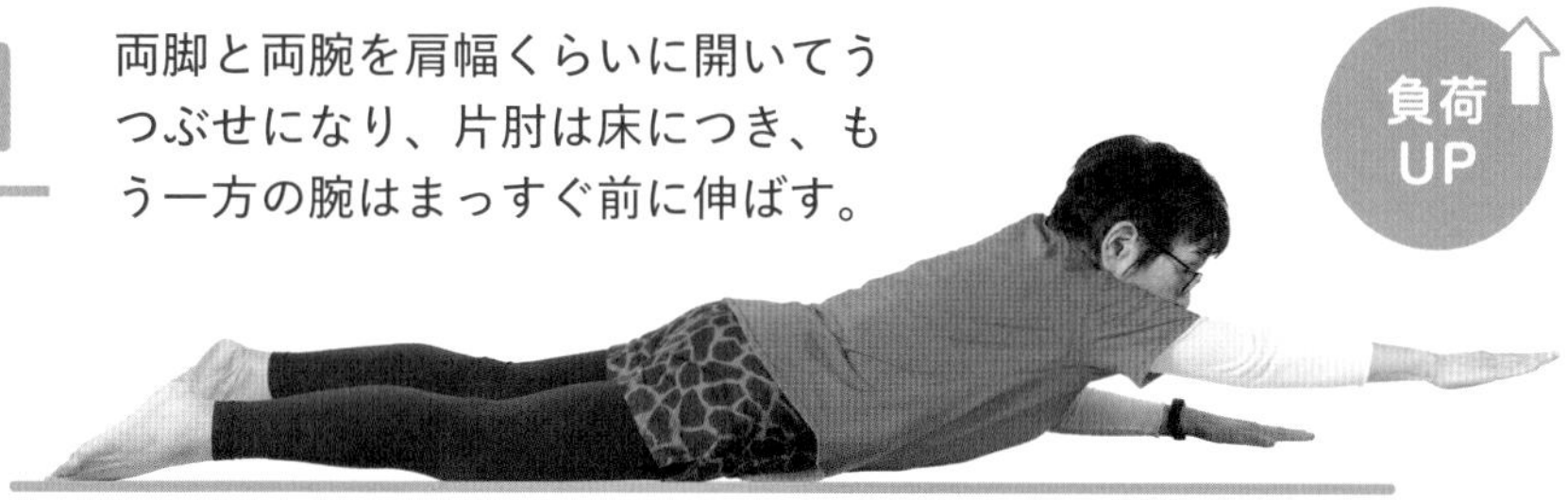

2

肘をついていたほうの腕も前に伸ばし、上体をそらして10〜15秒静止する。その間、息は止めないように注意する。

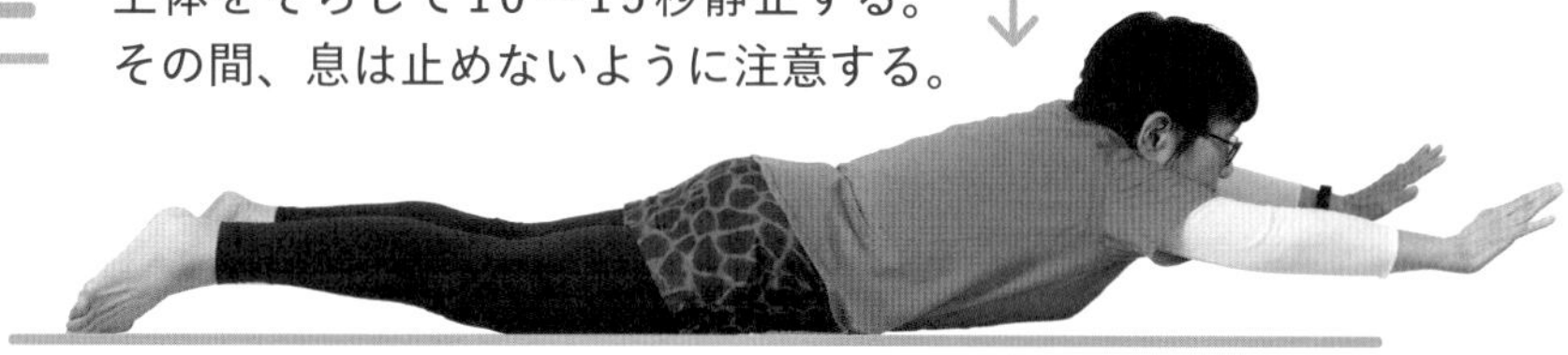

負荷を上げる

ヒジを床につかないことで背中まわりの筋肉により強い負荷をかけることができます。ただし、そらしすぎると腰を痛めやすいため、無理に行わないようにしましょう。

ストレッチ

1

転倒せずに歩ける脚を維持する

股関節のストレッチ

秒数

30秒

1

仰向けになり、両脚をそろえて膝を直角に曲げる。両腕は広げる。

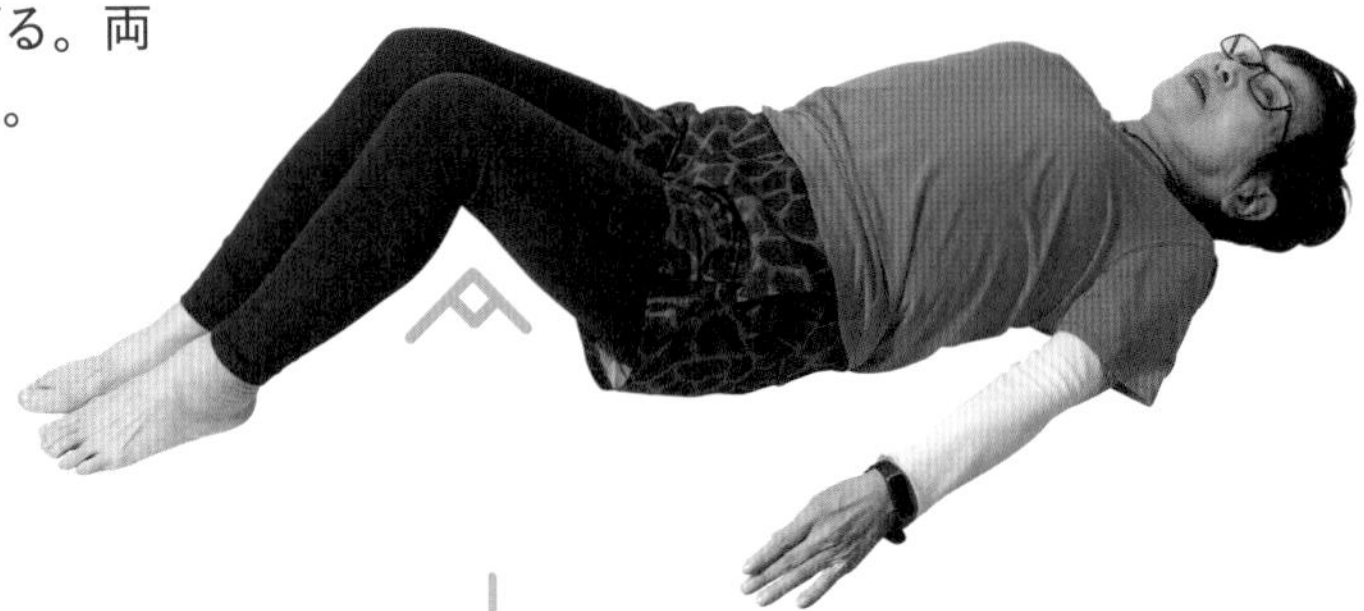

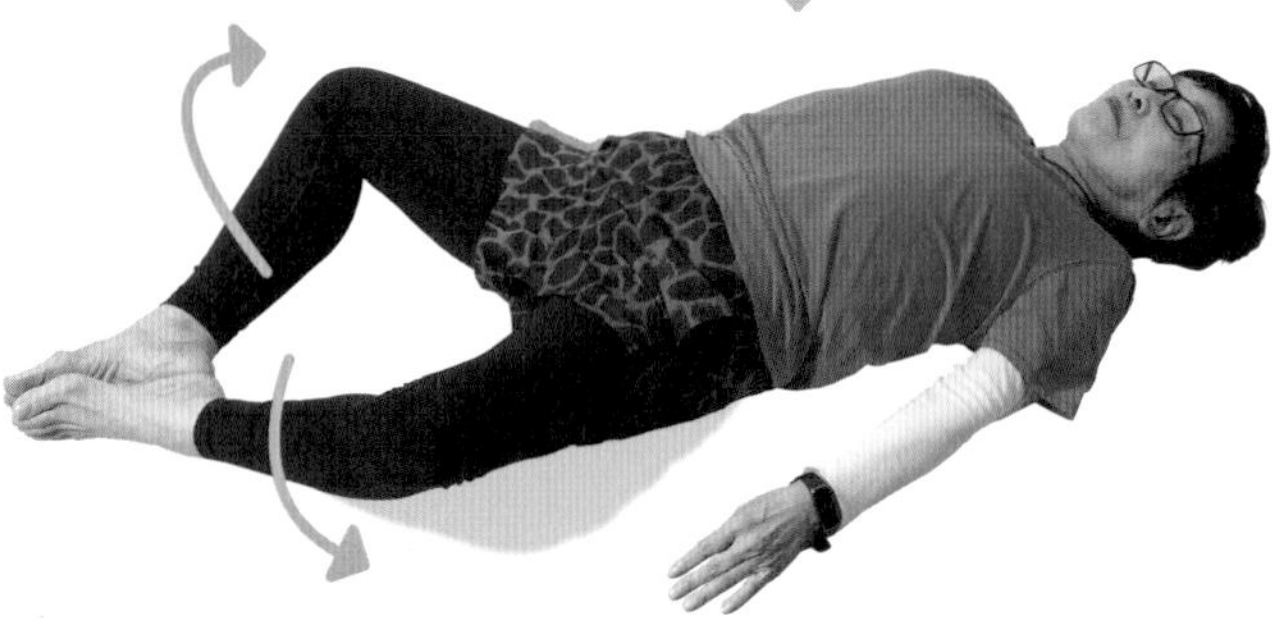

2

両脚を左右の足裏が合わさるくらいまでゆっくり広げ、広げきったところで息を止めずに30秒静止。

POINT

股関節は上半身と下半身をつなぐ重要な部位です。そのため、硬くなると上半身と下半身がうまく連動できなくなって身体の安定性が失われ、転びやすくなります。また、脚をスムーズに動かせなくなることで歩幅が小さくなったり、歩くスピードが落ちたりします。

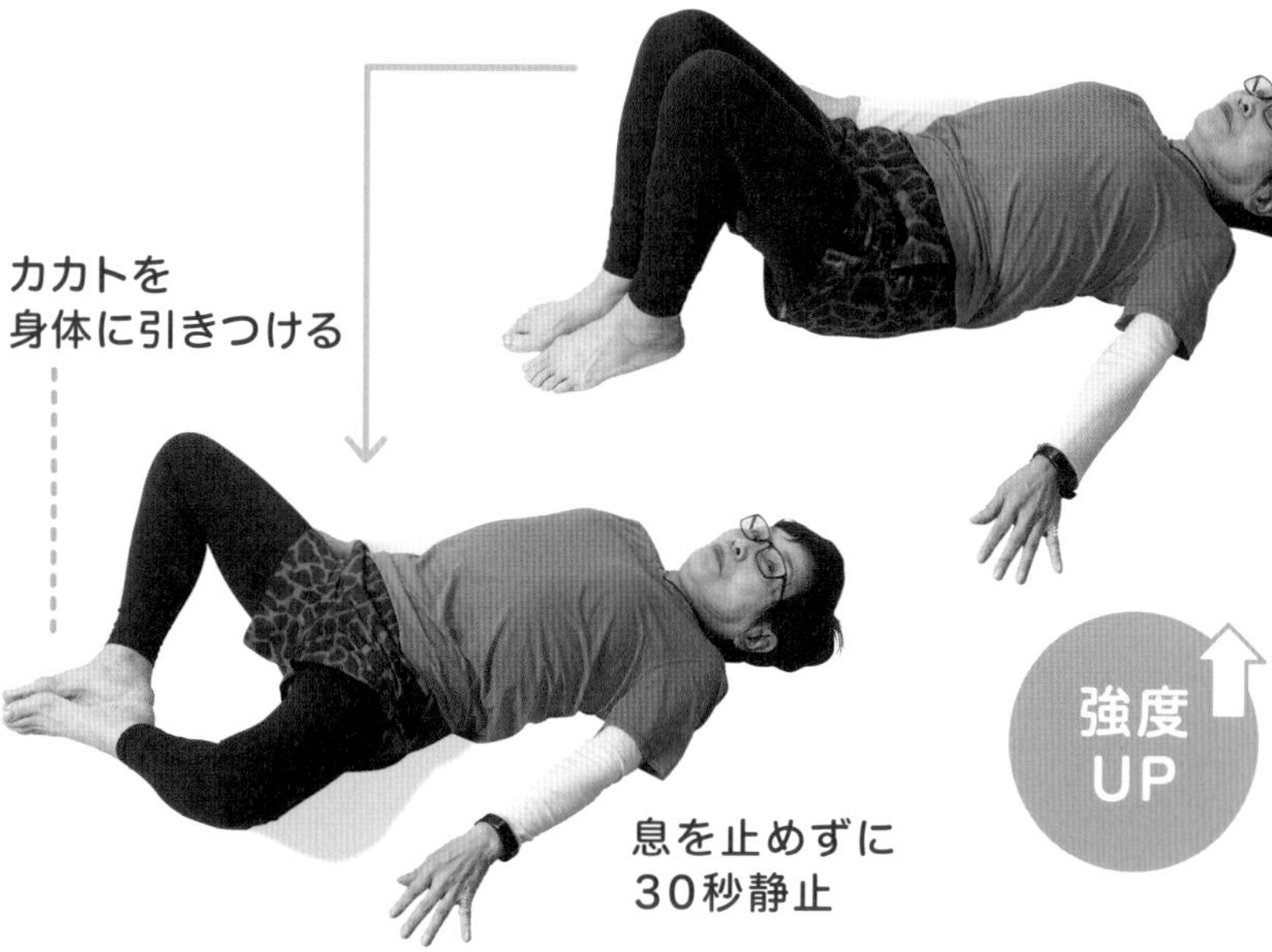

カカトを
身体に引きつける
息を止めずに
30秒静止
強度
UP

強度を調整する

カカトを身体に引きつけるほど強めに股関節まわりの筋肉を伸ばすことができます。逆に、カカトを身体から遠ざけるほどストレッチ効果は弱まりますが、股関節への負担を減らすことができます。

ストレッチ 2

階段や坂道をラクに歩くために

お尻まわり＆太もも裏ほぐし

秒数
左右
各15～20秒

1

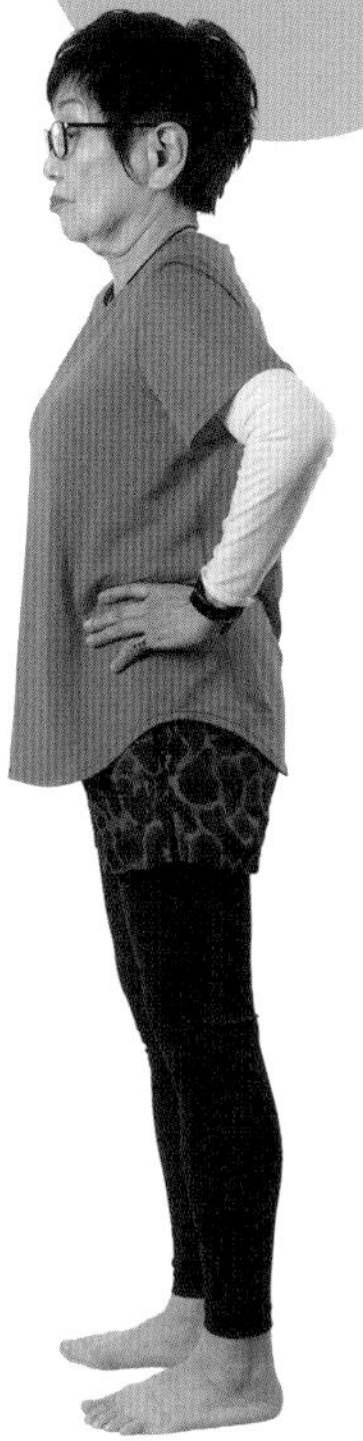

腰に両手を添えて両脚をそろえ、背すじを伸ばして立つ。顎を引いて視線はまっすぐ前に向ける。

2

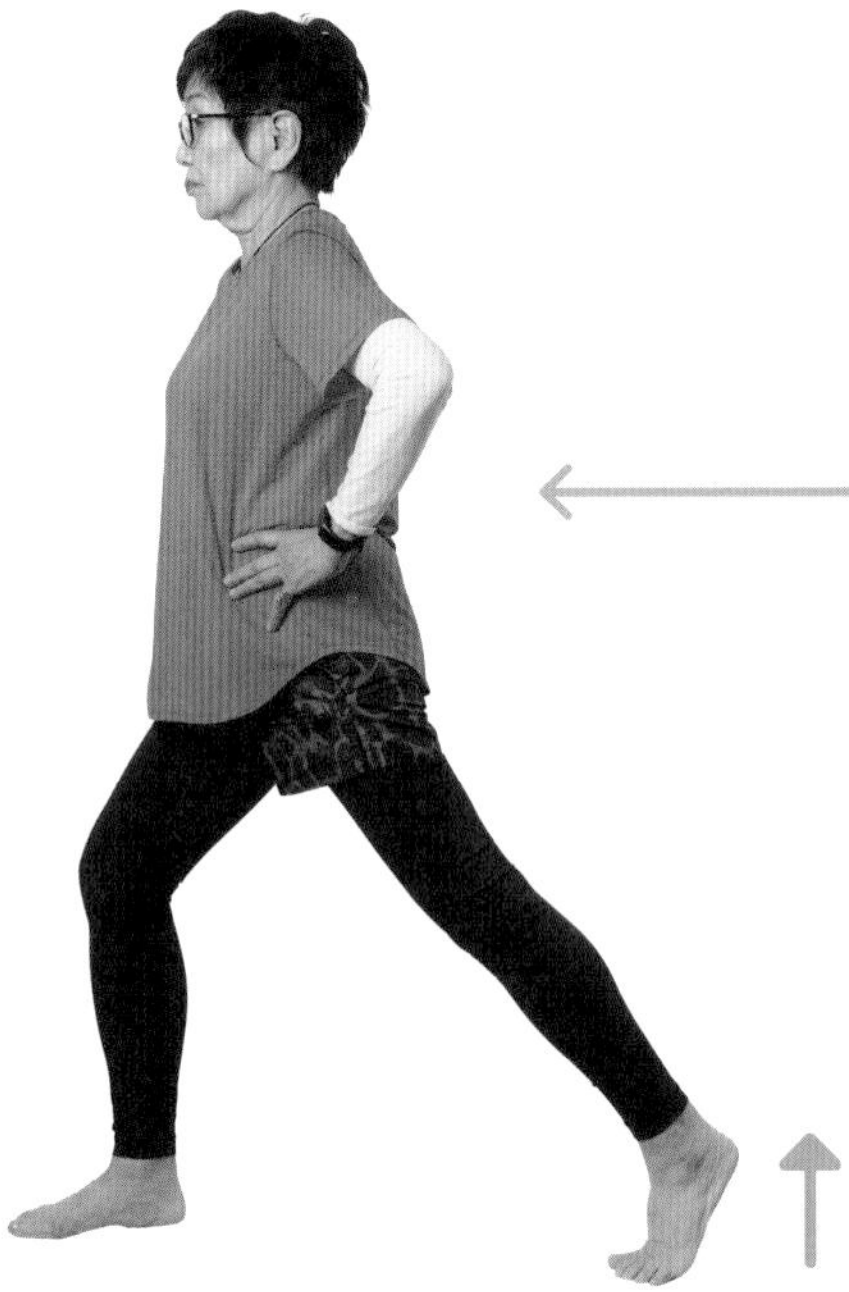

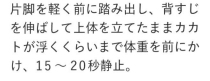

片脚を軽く前に踏み出し、背すじを伸ばして上体を立てたままカカトが浮くくらいまで体重を前にかけ、15～20秒静止。

POINT

脚を持ち上げるときに使われるのがお尻まわりや太ももの裏にある筋肉です。硬くなると階段や坂道を上るのがつらくなってきます。また、お尻の筋肉は身体を支える要となるため、弱ってくると安定して立ったり、歩いたりすることができなくなります。

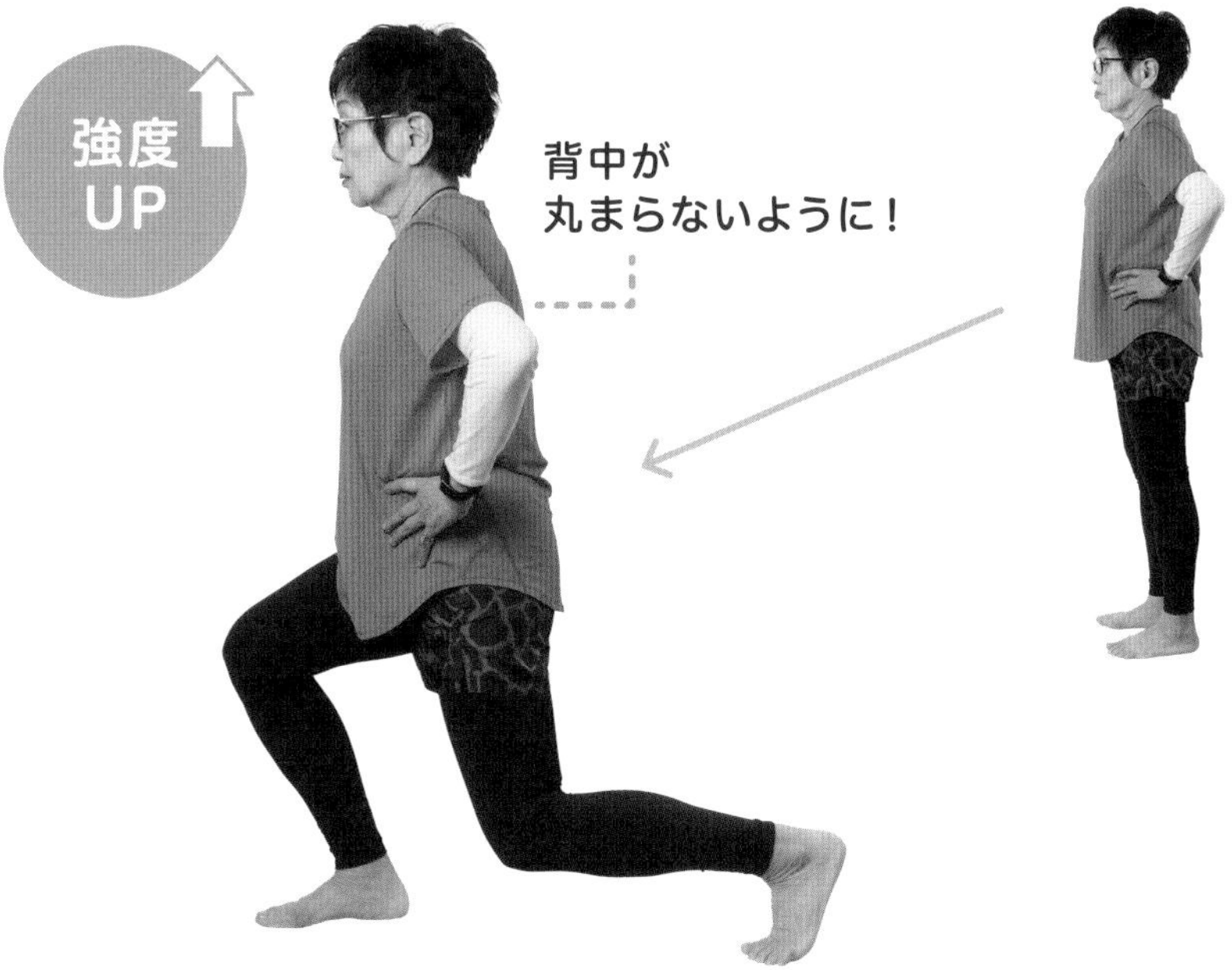

強度を調整する

脚を前に大きく踏み出し、腰を深く落とすとストレッチ効果が高まります。ただし、身体がグラグラ動いたり背中が丸まると効果が半減するので、身体が安定する位置に調整しましょう。膝の悪い人は無理に行わないでください。

ストレッチ

3

上半身の動きを安定させ、肩こり、腰痛を防ぐ

上体ひねり

秒数

左右
各20秒

1

四股《しこ》を踏むイメージで両脚を左右に大きく開き、膝の上に手を置く。膝とつま先は同じ方向に向ける。

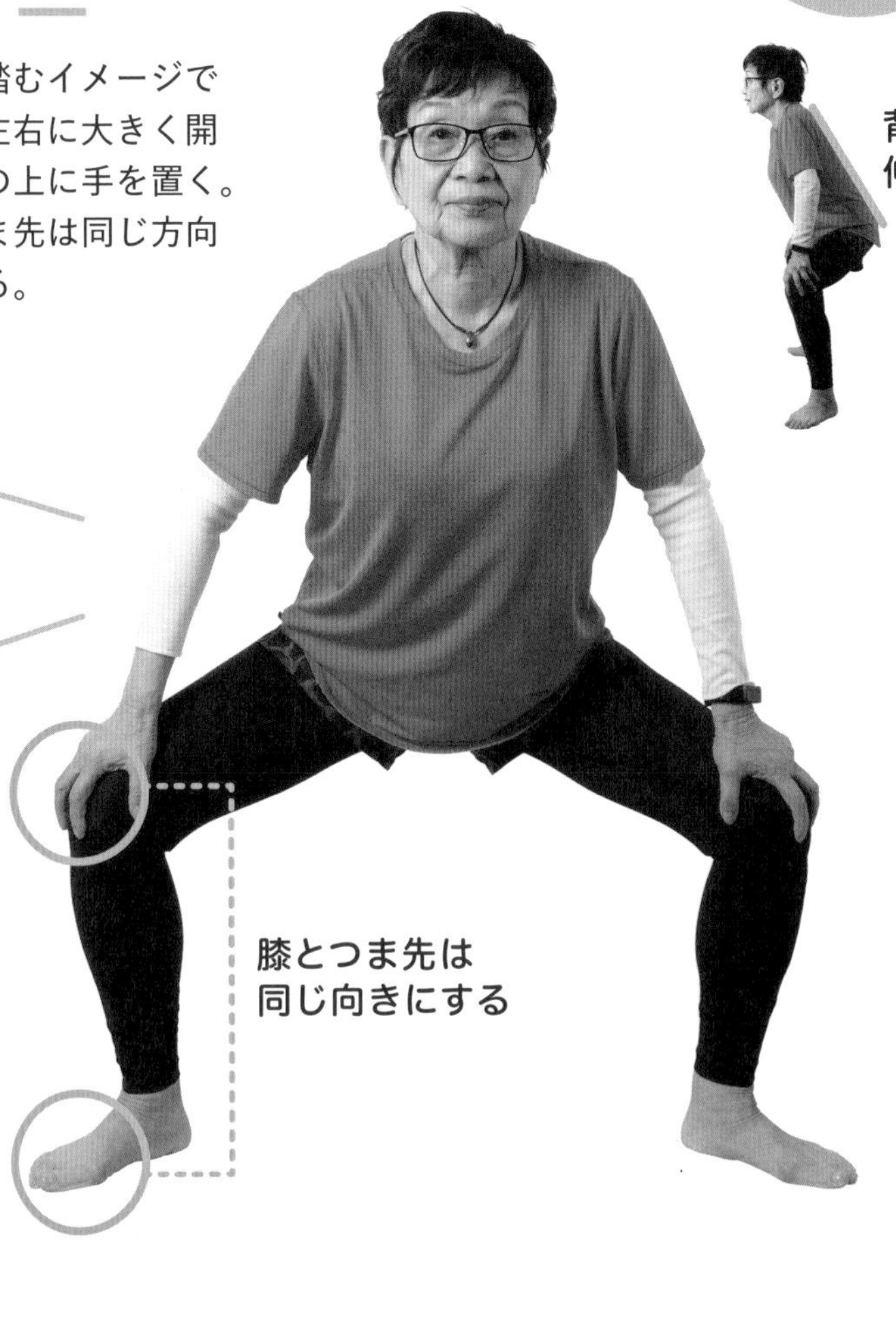
背すじを
伸ばす
膝とつま先は
同じ向きにする

POINT

肩まわりや背中の筋肉が硬くなると上半身の動きがぎこちなくなり、肩こり、腰痛が悪化します。このストレッチは上半身の動きを支えて安定させる股関節まわり、股関節の動きを支える太ももの内側の筋肉も同時にほぐせるため、とても効果的です。

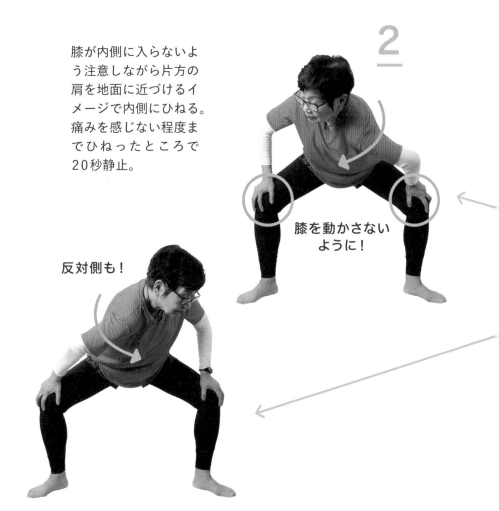

2

膝が内側に入らないよう注意しながら片方の肩を地面に近づけるイメージで内側にひねる。痛みを感じない程度までひねったところで20秒静止。

反対側も！

ストレッチ

4

軽やかに動く下半身を維持する

太もも前伸ばし

秒数

左右
各20～30秒

1

背すじを伸ばして立ち、安定したイスの背もたれや壁に片手を添え、片脚の膝を曲げて甲の部分をつかむ。

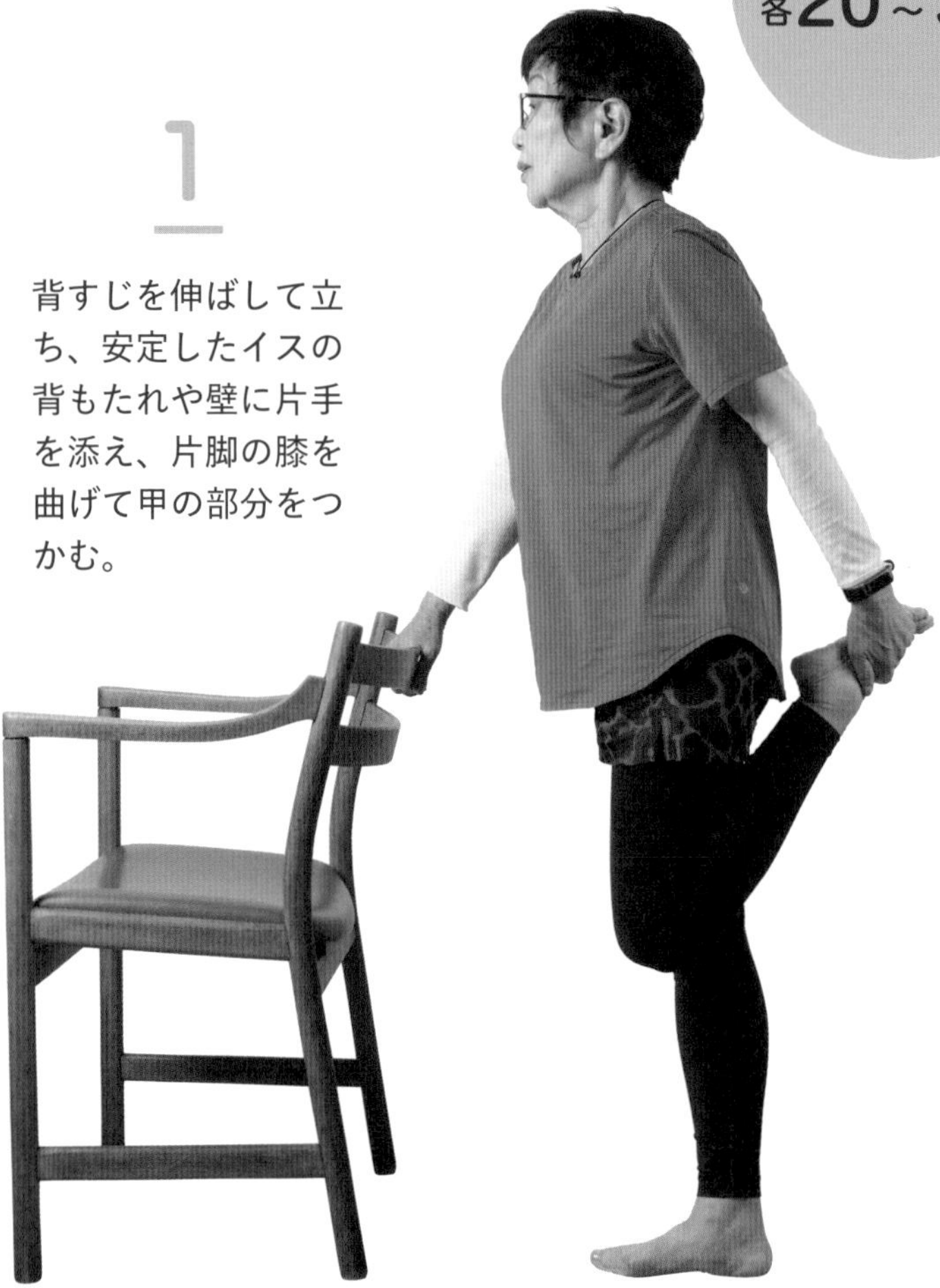

POINT

太もも前側の大腿四頭筋と呼ばれる筋肉は、歩くとき、立ち上がるときなど、下半身を動かすうえで欠かせない部位です。それだけに硬くなると生活全般に支障が出てきます。また、膝や股関節が過剰に引っ張られることで膝痛や股関節痛が発生することもあります。

×

脚は真後ろに引くようにしましょう。写真のように脚を引くときに膝が横に開くとストレッチ効果が弱まってしまいます。慣れるまでは鏡の前で行い、膝が開いていないかをチェックしながら行いましょう。

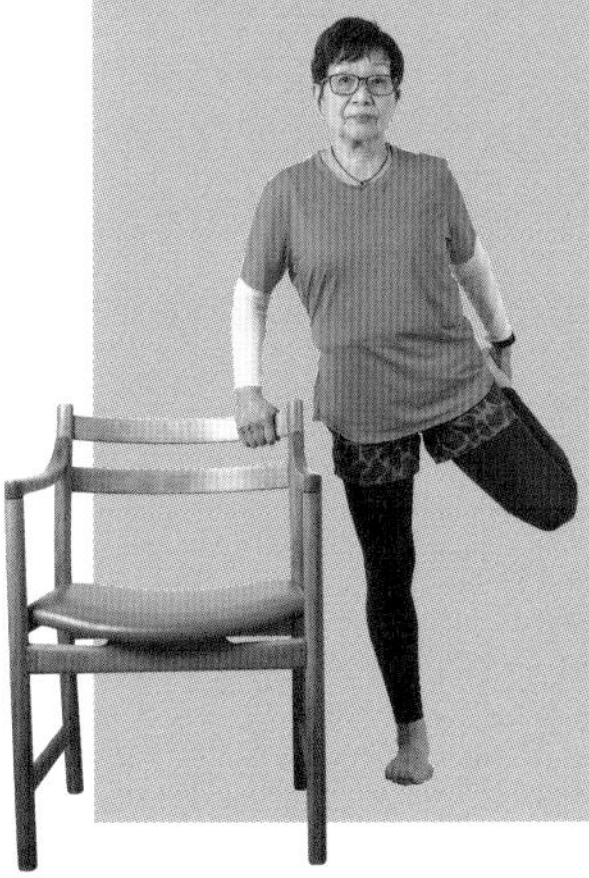

2

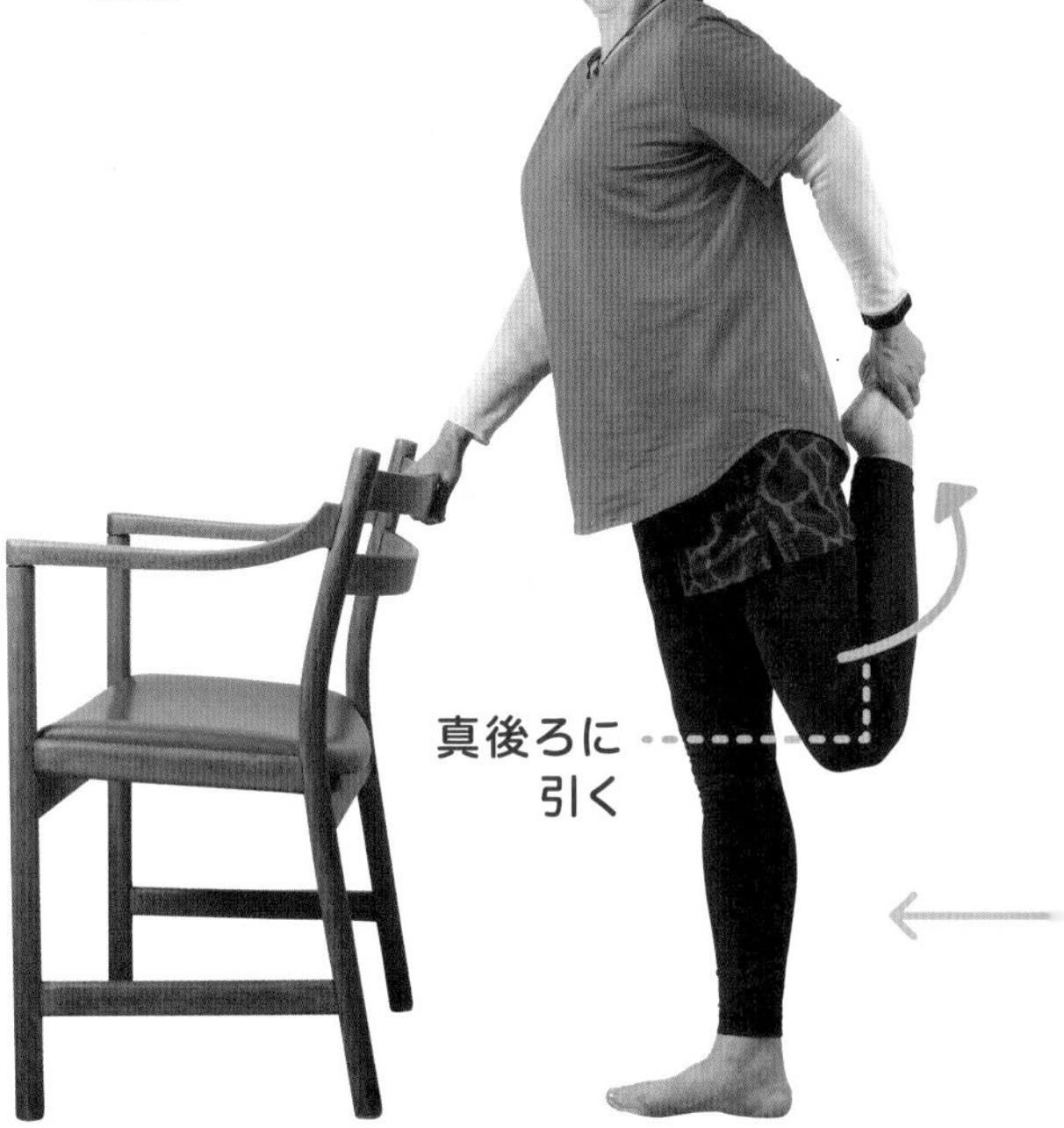

お腹に力を入れて背すじを伸ばして胸を張り、できるだけ前かがみにならないように注意しながらゆっくりと脚を真後ろに引く。引ききったところで20～30秒静止。

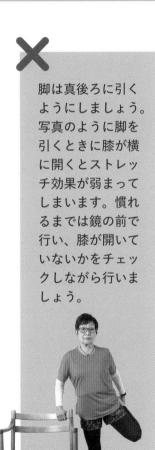

ストレッチ

5

ねんざなどの足首まわりのケガを防ぐ

ふくらはぎ＆アキレス腱伸ばし

秒数

左右
各15～20秒

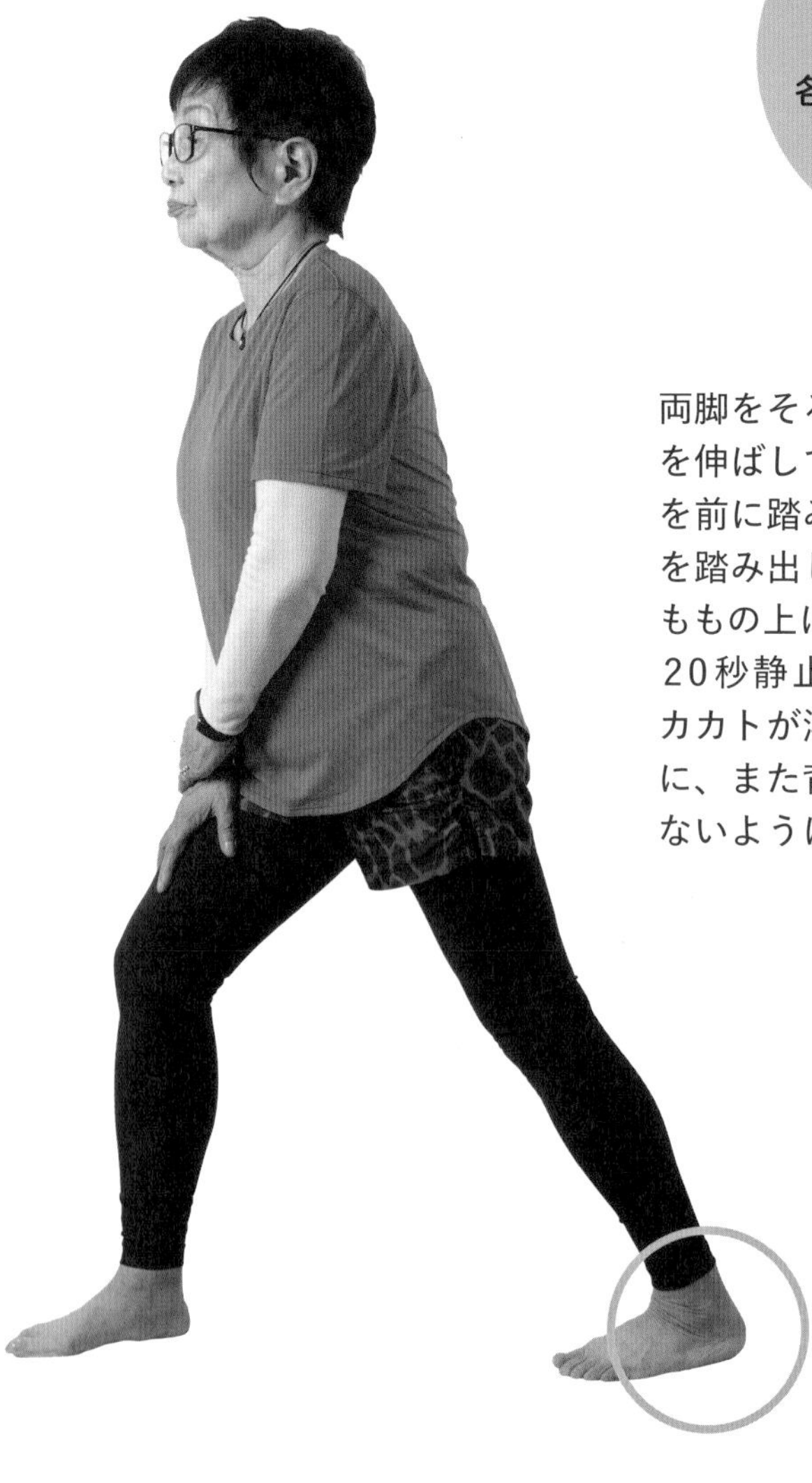

両脚をそろえて背すじを伸ばして立ち、片脚を前に踏み出す。両手を踏み出したほうの太ももの上に置き、15～20秒静止。後ろ脚のカカトが浮かないように、また背中が丸まらないように注意する。

POINT

ふくらはぎの筋肉と、ふくらはぎとカカトをつなぐアキレス腱が硬くなると、足首の安定性が失われ、転倒しやすくなり、ねんざなど、足首まわりのケガをしやすくなります。また、歩くときに地面を力強く蹴ることができなくなります。

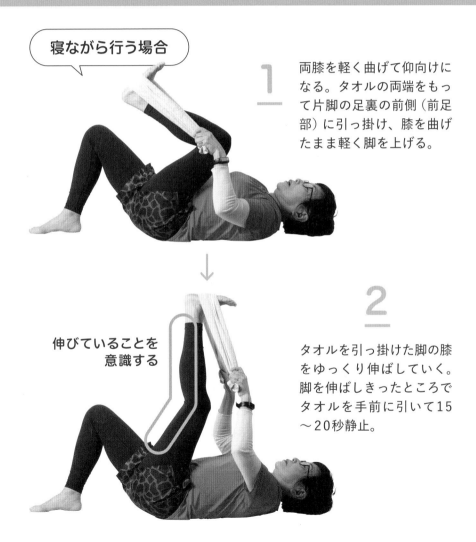

寝ながら行う場合

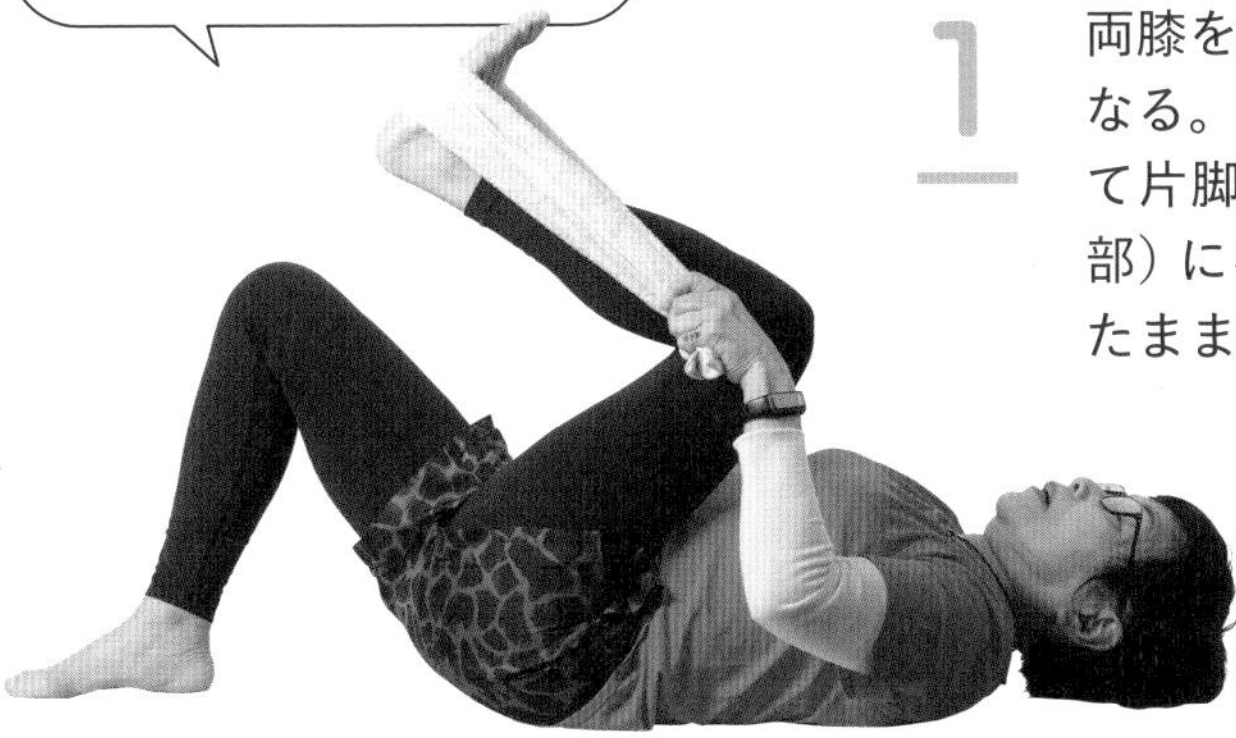

1

両膝を軽く曲げて仰向けになる。タオルの両端をもって片脚の足裏の前側（前足部）に引っ掛け、膝を曲げたまま軽く脚を上げる。

↓

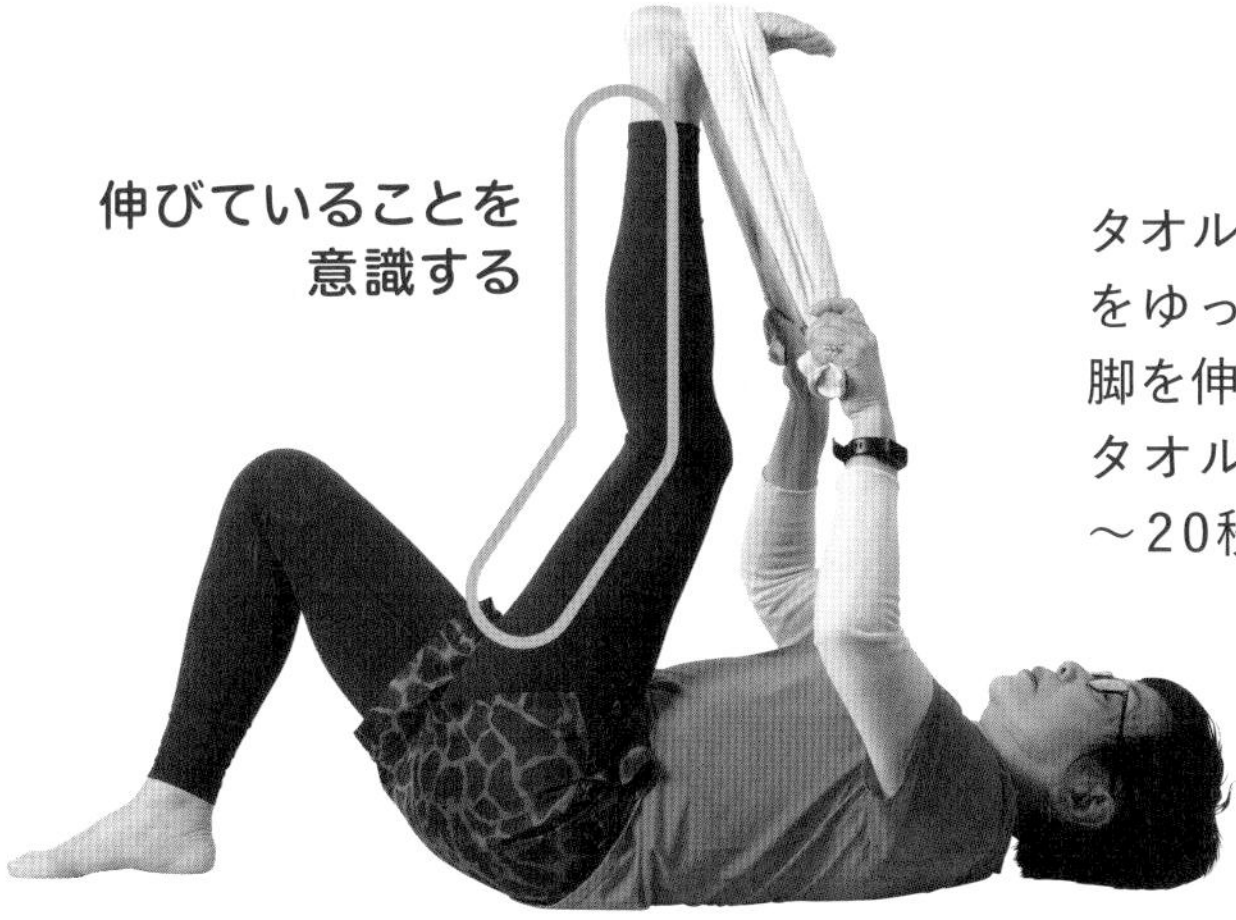

2

タオルを引っ掛けた脚の膝をゆっくり伸ばしていく。脚を伸ばしきったところでタオルを手前に引いて15～20秒静止。

ストレッチ

6

上半身の血行を促し、疲労も回復！

肩甲骨ほぐし

回数

前から後ろに 10回

後ろから前に 10回

1

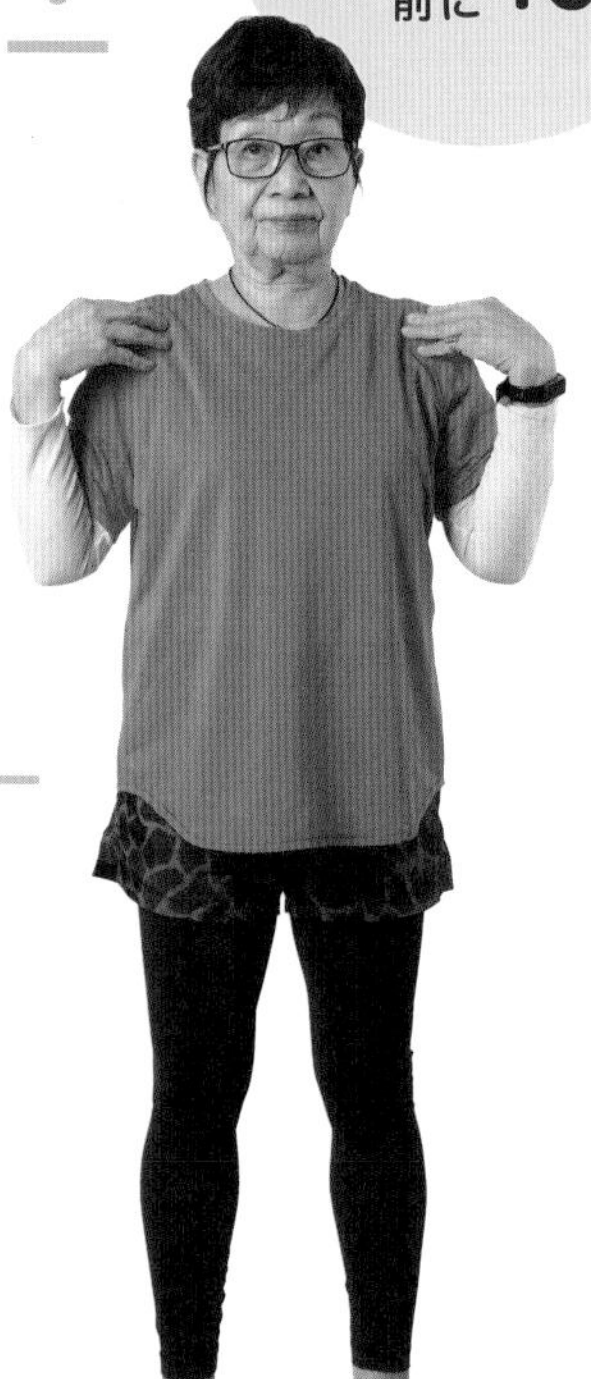

背すじを伸ばして立ち、
肩に指先を置く。

2

続けて10回！

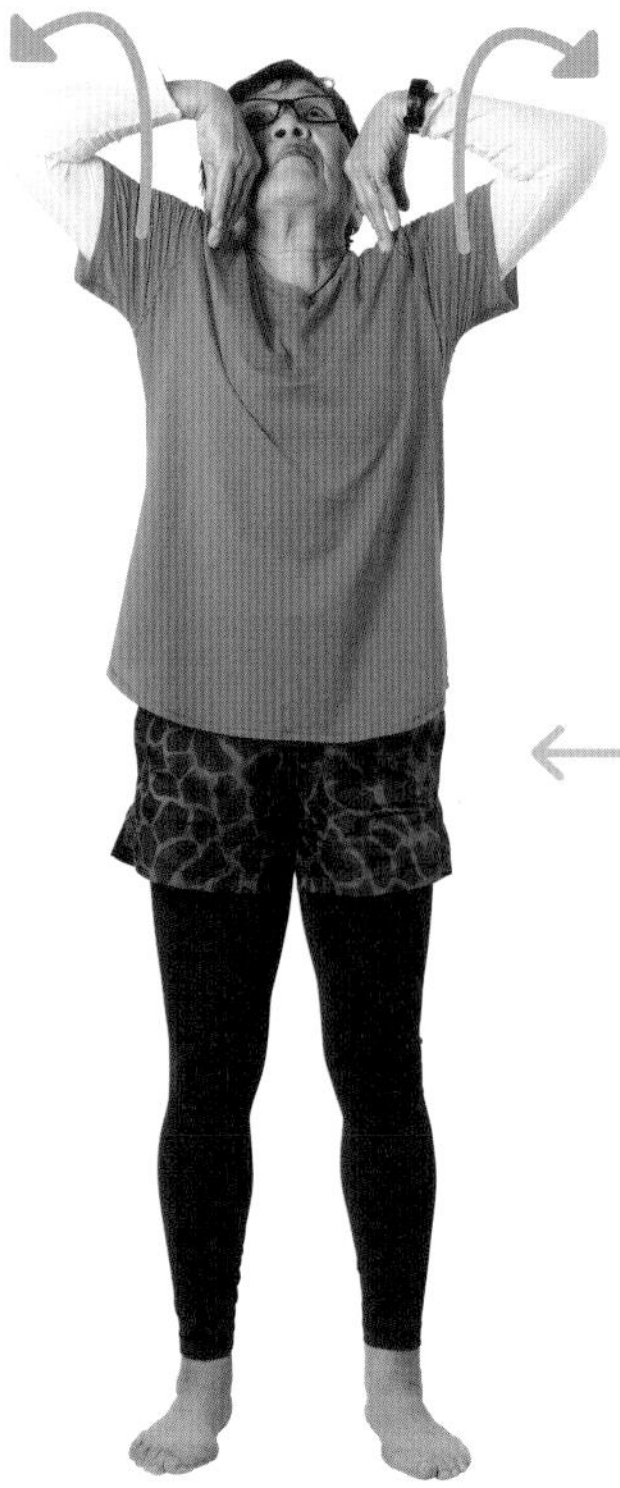

ヒジで大きな円を描くイメージで前から後ろへと10回続けて回す。

POINT

肩甲骨まわりの筋肉が硬くなると腕の動きが悪くなり、物を持ち上げたりする動作がしづらくなります。硬さを放置すると頭痛や肩こりを引き起こすこともあります。また、このストレッチは動きが大きいため血行をよくする効果も高く、疲労回復効果も期待できます。

3

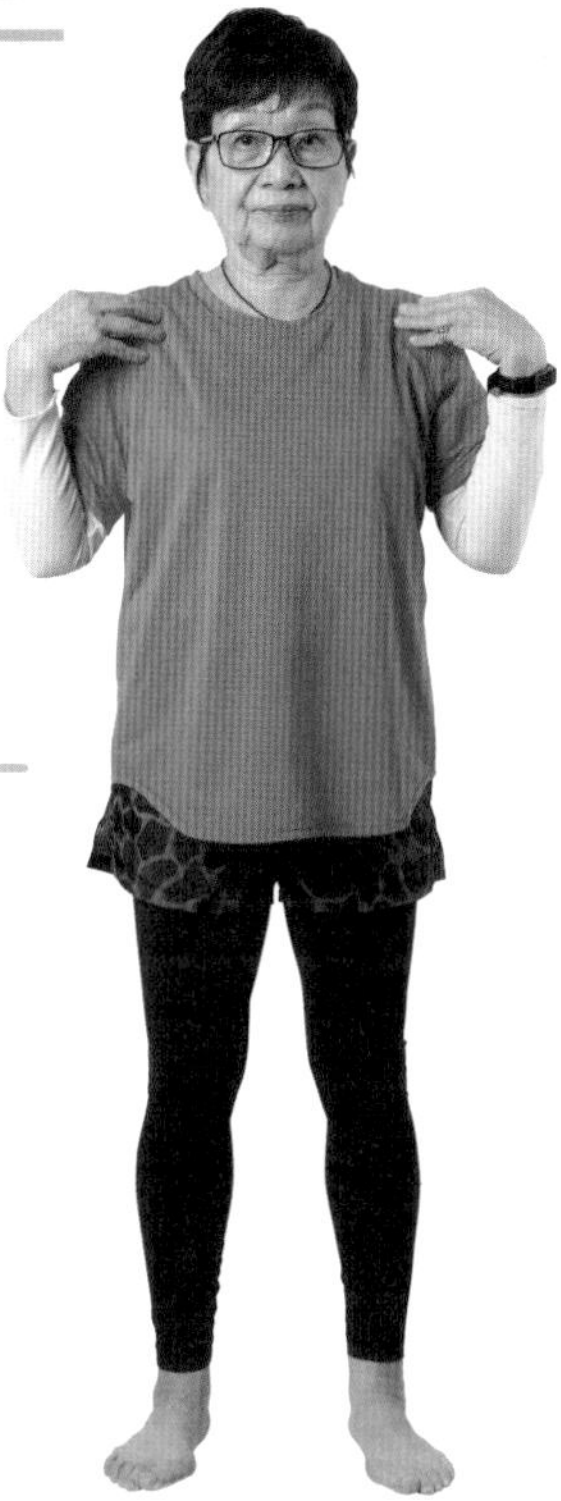

背すじを伸ばして立ち、
肩に指先を置く。

4

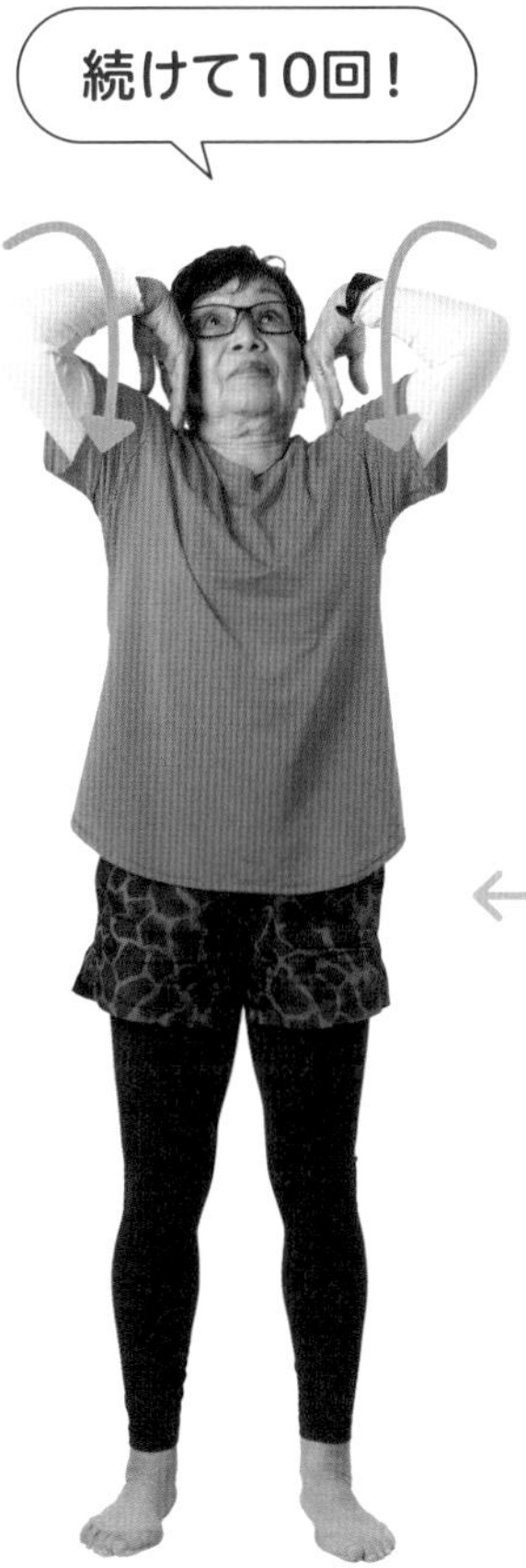

2と同じ要領で、後ろから前へ10回続けて回す。

おわりに

私は日々の研究が楽しくて、いままで全力で突き進んできましたが、80歳をすぎたころから「研究の結果は人の役に立たなければ自己満足で終わってしまう。私は人の役に立つ仕事をしてきたのだろうか？」と考えるようになりました。

私にそう思わせてくれたのが、とある企業の創設者である田中千恵子さんです。彼女とは20年以上前に減量の研究を通じて知り合い、それ以来、私を支えてくれている大切な親友です。

そんな彼女が最近、「人の役に立つ仕事をしたい」と何度も口にしていることに気づきました。いままで私は、その言葉をあまり気にとめることなく過ごしていたのです。それが最近になって、遅ればせながら納得し同感できるようになりました。

本書は、そんな私が「いくつになっても健康で幸せでいたいと願う人の役に立ちたい」という想いをもって執筆させていただいた一冊です。皆さんに少しでも「健康になった！」、「毎日が楽しい！」と感じていただけたら幸いです。

最後に、本書の制作にご協力いただいた皆様に厚くお礼申し上げます。

石田良恵

・参考文献

谷本芳美、渡辺美鈴、河野令、広田千賀、高崎恭輔、河野公一「日本人筋肉量の加齢による特徴」日老医誌2010:(47) :52-57

「脳を活性化する化粧～認知症に対する改善効果の期待」(社会福祉法人はるび　はるびの郷)
アクティブ福祉in東京'13　抄録集　東京都高齢福祉施設協議会

<プレスリリース>「社会的孤立は、全ての世代の健康に悪影響を及ぼす
高齢者の精神的健康維持には対面接触がベスト、非対面接触のみは次善の策」
東京都健康長寿医療センター研究所 社会参加と地域保健研究チームの藤原佳典 研究部長ら

Gait Speed and Survival in Older Adults／Stephanie Studenski, Subashan Perera, Kushang Patel, Caterina Rosano, et al.;JAMA.2011 Jan 5;305(1):50-58.doi: 10.1001/jama.2010.1923.

政府広報オンライン「たった一度の転倒で寝たきりになることも。転倒事故の起こりやすい箇所は?」

「御注意ください!日常生活での高齢者の転倒・転落!－みんなで知ろう、防ごう、高齢者の事故 ①－」
消費者庁ニュースリリース　平成30年9月12日

「肺炎予防と口腔ケア」北海道大学大学院歯学研究科口腔診断内科学教室、
北海道大学病院看護部、北海道大学大学院歯学研究科高齢者口腔健康管理学教室
北川善政、村松真澄、井上農夫男　日本呼吸ケア・リハビリテーション学会誌　第17巻 第2号

厚生労働省「第3章　より健康的な睡眠を確保するための生活術」

PRTIMES「女性の姿勢と体形に関する調査」株式会社ソシエ・ワールドプレスリリース　2013年6月24日

厚生労働省「健康づくりのための身体活動・運動ガイド 2023(案)」
第3回健康づくりのための身体活動基準・指針の改訂に関する検討会 資料1　令和5年11月27日

農林水産省　aff(あふ) 2015年2月号「特集1 楽しみませんか?もっと花のある暮らし(1)」

千葉大学環境健康フィールド科学センター(自然セラピープロジェクト)「花の癒し効果って本当にあるの?」

厚生労働省「健康づくりのための睡眠ガイド 2023」　健康づくりのための睡眠指針の改訂に関する検討会　令和6年2月

「知っておく!からはじめる　人生100年時代の介護予防・フレイル予防」
「『食べる』フレイル予防」　東京都介護予防・フレイル予防ポータル

「超高齢化社会を見据えて、高齢者がよりよく生きるための日本人の食事を考える」(独)
国立健康・栄養研究所　栄養教育研究部　髙田和子

「特別な運動なしで筋肉量アップ?! 注目の"速筋タンパク"～今と未来のフレイル対策～」　日本水産株式会社食品機能科学研究所

「朝食の欠食と脳卒中との関連について」国立研究開発法人 国立がん研究センター がん対策研究所 予防関連プロジェクト

Skipping Breakfast and Risk of Mortality from Cancer, Circulatory Diseases and All Causes: Findings from the Japan Collaborative Cohort Study／Yae Yokoyama, Kazunari Onishi, Takenobu Hosoda, et al.; Yonago Acta Med. 2016 Mar;59(1):55-60. Epub 2016 Apr 1.

PR TIMES「【100歳100人 実態調査 2019】約9割の食事で卵・豆腐などの「たんぱく質」をしっかりと摂取
～100人の3日間の食事900食を分析～」キューサイ株式会社　2019年11月11日

環境省「熱中症環境保健マニュアル 2022」

厚生労働省「平成28年6月15日　第2回医療計画の見直し等に関する検討会 資料2」

九州大学大学院医学研究院　衛生・公衆衛生学分野久山町研究室「久山町研究　認知症」

「令和2年度　体力・運動能力調査報告書」スポーツ庁　令和3年9月

『一生、山に登るための体づくり　改訂版』石田良恵

著者 石田良恵（いしだよしえ）

1942年埼玉県生まれ。保健学博士、女子美術大学名誉教授。学生時代は短距離走の選手、大学卒業後は超音波診断装置による身体組成の研究者として全力を注ぐ。フロリダ大学客員教授（1989～1990年）を経て、帰国後、50歳にして保健学博士を取得。定年退職後に登山をはじめ、国内外の山に登る。自らの登山と研究の成果を活かし、「山筋ゴーゴー体操」を考案、普及に携わるとともに全国各地で登山の講習会や中高齢者向けの筋トレ会、大学のリカレント授業の講師なども務める。著書多数。

笑顔あふれる高齢者でいるために

一生、筋トレ

2024年5月20日初版発行

著者	石田良恵
発行人	渡邊真人
発行所	株式会社EDITORS 東京都世田谷区 玉川台2-17-16 2F 電話 03(6447)9450 https://editorsinc.jp
発売元	株式会社二見書房 東京都千代田区 神田三崎町2-18-11 電話 03(3515)2311[営業] https://www.futami.co.jp
印刷・製本	株式会社堀内印刷所

ISBN978-4-576-24501-0

編集	加藤三恵子
編集協力	楠田圭子
デザイン	牧野友里子（ROOST Inc.）
DTP	狩野 蒼（ROOST Inc.）
イラスト	タナカケンイチロウ
ヘアメイク	イケナガハルミ
撮影	柏木ゆり
校正	（株）東京出版サービスセンター

本書で紹介したエクササイズについては、体調に不安がある方や持病がある方は医師にご相談の上指示に従ってください。エクササイズの効果については個人差があることを予めご了承ください。本書によるいかなる事故も当社では一切の責任を負いません。

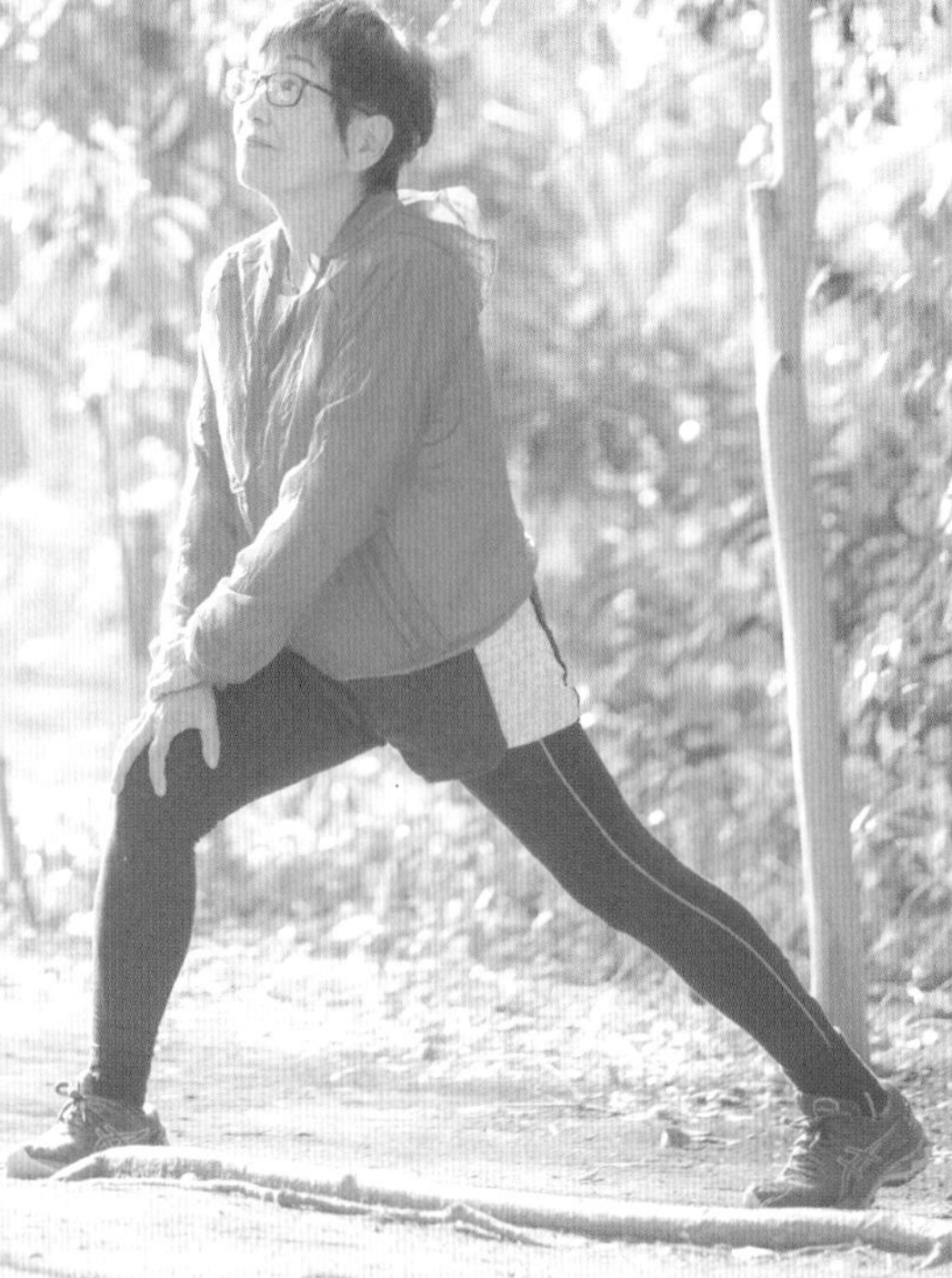